运动创伤与疼痛的局部注射治疗法

（第 2 版）

田得祥　著

北京大学医学出版社

YUNDONG CHUANGSHANG YU TENGTONG DE JUBU ZHUSHE ZHILIAOFA

图书在版编目（CIP）数据

运动创伤与疼痛的局部注射治疗法 / 田得祥著 . –
2 版 . – 北京：北京大学医学出版社，2023.7
ISBN 978-7-5659-2925-0

Ⅰ．①运… Ⅱ．①田… Ⅲ．①运动性疾病－疼痛－注
射－疗法　Ⅳ．① R873.05

中国国家版本馆 CIP 数据核字 (2023) 第 112325 号

运动创伤与疼痛的局部注射治疗法（第 2 版）

著：田得祥
出版发行：北京大学医学出版社
地　　址：（100191）北京市海淀区学院路 38 号　北京大学医学部院内
电　　话：发行部 010-82802230；图书邮购 010-82802495
网　　址：http://www.pumpress.com.cn
E – mail：booksale@bjmu.edu.cn
印　　刷：北京信彩瑞禾印刷厂
经　　销：新华书店
责任编辑：冯智勇　　责任校对：靳新强　　责任印制：李　啸
开　　本：787 mm × 1092 mm　1/16　印张：14　字数：367 千字
版　　次：2023 年 7 月第 2 版　2023 年 7 月第 1 次印刷
书　　号：ISBN 978-7-5659-2925-0
定　　价：120.00 元

第2版前言

　　《运动创伤与疼痛的局部注射治疗法》第 1 版出版已有 10 余年，受到了广大读者的欢迎并得到读者的积极反馈。根据近年来相关领域的发展并参照同道的反馈意见，对原有内容进行了修订，于是第 2 版得以面世。

　　第 2 版增加了一部分伤病的注射治疗内容，并对第 1 版的部分章节做了删改和补充。在北京大学医学出版社的支持下，第 2 版把书中的图片更换为彩图，并采用彩色印刷，更加直观、易懂，有利于术者掌握注射技术，提高注射的准确度。

　　再次提示：使用糖皮质激素时，应按照不同的药物持续作用时间确定注射第二针的时间。一个注射部位疗程一般设为注射 2~3 次。若 3 次无效，即应改换其他疗法，多次注射有害无利。

　　书中部分照片由刘振龙医师、段京涛技师、仝卓梁工程师、肖奔医师协助完成，部分绘图由付晓月技师协助制作，特此致谢。

田得祥

第1版前言

局部注射治疗在 20 世纪初即已应用。在 20 世纪 50 年代以前局部注射谓之封闭疗法，主要使用的药物是普鲁卡因。其机制是局部神经阻滞缓解疼痛，解除痉挛，阻断病症的恶性循环，常用于肌肉和韧带损伤局部注射、肢体的"环封"等。近年来随着很多药物的发明，局部注射治疗已发展到可根据不同的伤病选择有针对性的药物注射，收到了很好的疗效，因此与"封闭"治疗已是完全不同的概念。有了新的含义，再用"封闭"称谓已不太恰当，启用"局部注射"名称较为确切。

局部注射疗法近几十年来已广泛应用于创伤骨科。在中国，局部注射疗法和按摩、针灸、物理治疗、药物外用已是保守治疗肌肉、肌腱、韧带等软组织损伤和一些关节伤病的重要手段。"同病异治，异病同治。"一种伤病可以使用不同的疗法，如药物的口服、注射、外用以及手法、针灸，甚至手术。同时，每一种治疗方法也可以治疗多种伤病。这已是共识。局部注射治疗是诸多治疗方法之一。

集训运动员的运动创伤大多是小创伤和劳损性微细损伤。需要手术治疗的创伤是少数，绝大部分是需要保守 (非手术) 治疗的。经过多年的临床实践已证实局部注射疗法是治疗运动创伤的重要方法之一，可以治疗多种运动创伤。由于局部注射疗法主要作用于局部，全身副作用小，疗效显著、起效快，更是众多医务工作者喜用的方法。

当前对局部注射疗法的认识和应用还存在一些误区。一方面是医务工作者对局部注射疗法掌握不当，滥用局部注射药物，适应证选择不当，药物选择不对症，注射部位不恰当、不准确以致疗效不佳；或者对注射药物认识不足，多次、大量注射引发副作用；另外，一些医务工作者缺乏局部注射药物的知识或不会使用，以致医疗过程中很少或不应用局部注射疗法治疗伤病，难以惠及患者。另一方面，部分患者对局部注射疗法认识不足，唯恐产生副作用而拒绝使用。尤其少数运动队的教练员由于对注射药物不了解，误听、误信夸大局部注射药物的副作用的说法，阻碍了对运动员的正常使用，延误了治疗，影响了训练。其实，正确使用局部注射疗法治疗软组织伤病起效迅速，疗效好，简便省时，很少发生副作用，是值得推荐的疗法。

为了正确应用局部注射疗法，更好地发挥局部注射疗法的作用治疗伤病，要求使用局部注射疗法的医生对伤病要有正确的诊断；详尽掌握人体解剖层次，以使注射部位准确；要全面了解所使用药物的性能、适应证，不同伤病恰当的注射剂量及配伍以及注射时机、间隔、注射次数等。为了保证疗效，需要提请注意的是实施注射的医生最好是检查和诊断医生本人，按照其检查的思路才能注射到正确的部位，把握好深度和范围，同时注射后还应再检查症状和体征，验证是否注射到了伤病所在部位。这是其他人不容易做到的。现在有些诊断医生仅仅在病变部位用笔点上一个点做标志，令患者到注射室找护士按照医生画的标志注射，往往因找不到注射的准确部位，把握不好深度和范围，很难取得理想的疗效。

运动员局部注射用药，要按照国际奥林匹克委员会运动员禁止使用药物的条例选择注射药物，并了解赛内、赛外使用时机以及申报程序。如果注射者不太了解这方面的知识，不要存在侥幸心理贸然注射，否则会铸成大错，给运动员和国家造成很大伤害。因此，注射前术者应与运动队的医生协商、查寻有关资料或询问运动员兴奋剂管理机构。

本书主要供青年医生和运动队的队医作为治疗技术的参考，因此没有过多地探讨医学理论问题。本书着重介绍了伤病的诊断要点，应当使用的药物，尤其对注射的技术操作做了较详尽的介绍，以便使读者掌握注射适应证和注射方法。希望对读者有所裨益。

书中部分绘图由高士增教授协助制作，照片由罗浩医师及宋卫民技师协助完成，特此致谢。

因作者学术水平有限，书中难免有不足之处，敬请同道指正。

田得祥

目 录

第一章 概 述

一、运动小创伤的病理生理及病理变化

（一）急性小创伤

1. 病理生理、病理过程

组织损伤出血→炎症反应（肿胀、血管扩张充血）→肉芽增生机化→瘢痕形成。

2. 治疗目的

减少出血，防止肿胀炎性反应→促使愈合，防止瘢痕过度增生。

（二）慢性小创伤

因急性创伤遗留，或训练中逐渐劳损形成。

病理变化有瘢痕增生、组织退变，继而引起慢性炎症反应、粘连、硬化，组织增生、增厚。

二、局部注射常用药物

常用药物有糖皮质激素类、爱维治（小牛血清去蛋白提取物）、玻璃酸钠等。常用的配伍药物有利多卡因、普鲁卡因、布比卡因等。

（一）糖皮质激素

常用制剂及包装（国内）：氢化可的松（hydrocortisone, 125 mg/5 ml）、甲泼尼龙（mythylprednisolone, 125 mg/5 ml）、曲炎缩松（康宁克通、曲安奈德，triamcinolone acetonide, 40 mg/ml）、复方倍他米松（compound betamethasone，得宝松，diprospan，7 mg/1 ml）等。

1. 局部作用机制

（1）急性运动小创伤由于组织损伤、出血，常伴有炎性肿胀、血管扩张充血。糖皮质激素使血管收缩，减少充血、减少水肿、减轻炎症；抑制炎症部位炎症早期白细胞的黏附、迁移和聚集，防止炎性反应进一步发展。

（2）急性炎症如果治疗不及时，则转变为慢性小创伤，伴有瘢痕增生、组织退变、粘连等。糖皮质激素在炎症的急性期和慢性期均能够收缩血管，减少局部损伤组织充血，缓解水肿，减轻炎症反应，抑制酸性黏多糖的合成，从而控制过多生成胶原纤维和细胞间质，抑制成纤维细胞的过度增生。消除粘连，并减少瘢痕形成。

（3）抑制中性粒细胞、巨噬细胞的吞噬作用以及酶的释放和炎症前细胞因子（尤其是白细胞介素 -1 以及肿瘤坏死因子）的释放。

（4）诱导脂调素的产生。脂调素能够抑制磷脂酶 A_2 的产生，使花生四烯酸的合成下降，在炎症反应中使对应的白三烯、前列腺素的产生减少。

（5）抑制环氧化酶 2（cyclooxygenase-2，COX-2）的产生。

（6）促进 T 细胞增殖以及白细胞介素合成、分泌的下降。

（7）通过抑制 κB 抑制因子 α 基因的转录活性抑制黏附因子（细胞间黏附分子 -1，ICAM-I）以及细胞因子 [白细胞介素 1（IL-1）、肿瘤坏死因子 α（TNFα）] 分泌，从而抑制核转录因子 NF-κB 的产生。

（8）干预转录因子（activator proteit 1，Ap-1）、活化 T 细胞核因子（nuclear factor of activated T cells，NF-AT）的活性。

（9）诱导淋巴细胞的凋亡。抑制炎症部位炎症早期白细胞的黏附、迁移和聚集，防止炎性反应进一步发生。

（10）关节软骨损伤易导致软骨退行性变，软骨细胞坏死、减少，基质退变，严重的导致髓腔纤维化，滑膜炎症、增生。糖皮质激素能够保护血浆中的溶酶体膜不被破坏，抑制炎症相关酶作用（如组织蛋白酶可溶解关节软骨基质），从而保护关节软骨。

2．适应证

肌肉、韧带的拉伤、扭伤以及滑囊炎、滑膜炎、腱鞘炎、腱围炎的炎症反应前期和反应期，关节软骨损伤，慢性劳损伤的炎症反应和粘连。关节镜手术（半月板手术、关节软骨手术、关节滑膜手术、关节粘连松解）术后，减少手术反应，缓解疼痛，缩短功能恢复时间。

据临床统计：泼尼松龙注射治疗 155 例各种运动小创伤总有效率 86.5%（治愈率 38.1%，有效率 48.4%）。糖皮质激素治疗腱鞘炎有效率 92%，另一资料 64 例治愈率达 100%。糖皮质激素治疗滑膜炎有效率 79%~90%。

3．常用糖皮质激素四种制剂的作用时间见表 1-1。

表 1-1　常用糖皮质激素的作用时间

类别	药物	半效期（小时）	持续时间（周）	相当剂量（mg）
短效	氢化可的松	8~12	1	20
中效	甲泼尼龙	12~36	2	5
	曲安奈德	12~36	2~3	4
长效	得宝松（复方倍他米松）	36~54	>3	0.6

注：得宝松为复方倍他米松注射液，每毫升含有可溶性倍他米松磷酸钠 2 mg，注射后迅速起效；还含有微溶性二丙酸倍他米松 5 mg，是供缓慢吸收的储库，注射后缓慢吸收逐渐代谢，故药力持续时间长。

4．用量

（1）小创伤：氢化可的松 12.5 mg 以内；曲炎缩松 20 mg；复方倍他米松 0.5 ml。

（2）小的局部创伤（如手的韧带）和小关节用量减半。

（3）大的关节可加倍。

（4）配合适量的普鲁卡因或利多卡因等。

5．常用注射部位和方法

（1）韧带损伤，注射到韧带的表面和其下面。

（2）肌肉损伤，注入筋膜之下。

（3）滑囊炎、关节损伤，注射于滑囊内和关节内。

6. 副作用及注意事项

每疗程一个部位注射不应超过 3 次。多次和大量注射，可能引起组织退变、硬化、坏死、腱断裂、关节软骨变薄、退行性变；注射到肌腱内会导致肌腱退变、坏死易引起断裂，而且反应大、无治疗效果。注入神经干内可能会引发疼痛长达数月。注射过浅在皮下，会引起皮下脂肪减少，皮肤色素消失。因为其抑制成纤维细胞生成，影响创伤的愈合和坚度，故肌腱、韧带断裂不宜注射；抑制局部感染的表现（可推迟 2~3 周）；个别患者可出现暂时的全身反应，如潮红、胃肠道反应；影响月经周期等。

7. 禁忌证

（1）感染等各种化脓性疾患：糖皮质激素可减少局部血液循环，抑制机体抗感染的反应机制，使感染扩散。

（2）急性肌腱、韧带断裂：糖皮质激素抑制成纤维细胞增生及血液循环，影响肌腱、韧带的愈合。

（3）骨折：影响骨折的愈合生长。

（4）糖尿病患者：局部注射糖皮质激素可引起血糖暂时升高（血糖高时不宜注射，血糖控制基本正常时可以局部注射）。注射后需检查血糖是否升高，必要时需临时加用降糖药物以控制血糖。

（二）玻璃酸钠

玻璃酸钠（sodium hyaluronate）于 1934 年被发现。此后于 20 世纪 70 年代特别是 80 年代以后作为制剂生产，逐渐在医学界广泛应用于眼科、皮肤科及创伤骨科。

1. 玻璃酸钠在关节内的分布及存在

玻璃酸存在于人体各组织中，在关节中由滑膜内衬细胞的 B 型细胞分泌。存在于关节滑膜、滑液、关节软骨基质中，是关节软骨基质的重要组成成分。

玻璃酸属黏多糖类物质。在生理条件或适宜 pH 环境中玻璃酸中的糖醛酸的羧基解离与正离子成离子对（如 NA^+）而生成玻璃酸钠。在体外适当条件下可制成玻璃酸钠。

玻璃酸钠是由 D- 葡萄糖醛酸（Glucosamine）和 N- 乙酰氨基葡萄糖（Glucuronic）构成的大分子链状的复合体，为高分子量物质 [（$C_{14}H_{20}NNAO_{11}$）n]。其特性为白色无定形或纤维状固体。制剂为无色澄明黏稠状液体，无毒性、无抗原性、无致炎性的黏弹性物质，与水结合后具有高度的黏弹性。

在关节内玻璃酸钠有几种形式：与蛋白结合成玻璃酸钠的复合物，以游离状态存在；与蛋白结合黏附于软骨表面，形成不定结构层（无定形层），或称之为"亮板"；与蛋白聚糖（proteoglycan）、连接蛋白（linking protein）共同构成蛋白糖聚合体（proteoglycan aggregates，PGA）成为软骨基质。

2. 骨关节疾患关节内的改变和玻璃酸钠的作用机制

当关节疾患时滑膜分泌滑液中的玻璃酸钠的分子量变小，弹性下降，合成玻璃酸钠的功能下降；关节软骨表面的无定形层消失，软骨的屏障作用不存在；基质中的蛋白消失导致软骨进一步破坏；关节液中玻璃酸钠浓度及分子量下降致使关节的滑润度下降，关节抗机械力下降，引起软骨损伤。一些酶性物质分泌进一步降解软骨基质。

当关节内注入外源性的高分子量玻璃酸钠后，有防止关节软骨破坏的作用，对损伤的关节软骨有促进愈合及修复作用，同时有缓解疼痛的作用。这些作用是通过以下机制发挥的：

（1）提高了游离状态的玻璃酸钠浓度，参与细胞外液的电解质和水的调节。

（2）与水结合变成弹性体，在软骨、滑膜表面聚积形成"亮板"，恢复已破坏的屏障，阻止某些有害微粒子进入软骨内，保护基质防止流失。

（3）在软骨面形成 $1\sim2\ \mu m$ 的玻璃酸钠蛋白复合物，增加了关节的缓冲作用；并起到了滑润关节的作用；与糖蛋白结合阻止其参与炎症的过程。

（4）进入基质形成糖蛋白聚合体，促进硫酸软骨素和糖蛋白的合成，修复损伤的软骨。

（5）抑制白细胞的移动趋化作用，减少滑膜的通透性，从而减少滑液的渗出；覆盖并保护痛觉感受器，与疼痛介质结合缓解疼痛。

（6）在关节疾病中发现氧衍生的自由基，是引起和参与病变的重要因素，对软骨的蛋白聚糖和胶原纤维有破坏作用，而玻璃酸具有在滑液中清除氧自由基、保护软骨的功能，且有助于清除细胞碎片。

以上机制经不同作者通过动物实验从组织学、组织化学，生物力学，细胞培养及临床应用观察得到了证实。

3. 适应证

最常应用于关节疾患：滑膜炎、骨关节病、创伤性关节炎、髌骨软骨软化症、类风湿关节炎、肩关节周围炎等。

据临床观察用于骨关节病的有效率（观察6个月总结）一般为50%~80%。有的统计为20%~92%。轻型患者有效率100%，中型患者66.7%，重型患者4.7%。疼痛缓解率38%。

手术后即刻注射玻璃酸钠，可以保护软骨，减轻手术损伤引起的退变。

用量：大关节常用量为1% 2 ml（20 mg）~2.5 ml。关节内注射每周一次，3~5次为一疗程。效果持续6个月左右。小关节可适当减量。

4. 副作用及注意事项

本药被认为安全无副作用。如果提取不纯可有轻度疼痛反应。注射一定要进入关节腔内。如注射到关节外和囊腔外组织没有效果，而且要有疼痛反应2~5天，甚至有非常剧烈的疼痛反应。

肩关节周围炎可注射到肩峰下滑囊和关节腔内。有效率在61.4%~95.3%。

本药有时和糖皮质激素适当配合应用，可以收到迅速效果。

玻璃酸钠也可用于肌腱手术后防止术后粘连。在动物实验的病理及肉眼观察可证明其效果。临床上也有明显效果。

5. 禁忌证

急性、慢性化脓性关节炎，关节结核和出血性疾患如血友病，不宜使用玻璃酸钠制剂注射。

（三）爱维治（Actovegin，小牛血清去蛋白提取物）

爱维治是从小牛血清中提取的去蛋白诱导剂，含有30%的有机成分（包括糖脂、多肽、氨基酸、碳水化合物和脂类的中间代谢产物），以及一些微量元素。

1. 作用

（1）改善组织细胞氧和葡萄糖的摄取和利用，使细胞能量代谢趋于理想状态。

（2）促进纤维和血管内皮细胞的游走和增殖，具有促进创伤愈合的作用。全身应用有提高运动能力、消除训练后疲劳的作用（此作用在运动员为禁用药物）。

2．适应证

腱围炎和肌肉拉伤。

3．用法及用量

爱维治 5~10 ml 加适量局麻药，注射于腱围下或肌肉损伤处，间隔 5~7 天 1 次，3~5 次为一疗程。

（四）透明质酸酶

1．作用

使血管扩张充血、增强炎性反应，毛细血管增多，通透性增强；使成纤维细胞增生，活性增强。

2．适应证

（1）慢性损伤，使局部充血，改善循环。

（2）急性损伤出血后，注射于出血中心及其周围，可促使出血吸收。

3．用量

300~1000 U 加利多卡因等。

（五）局麻药

局部麻醉药物（局麻药）一般作为辅助药物，视注射部位的大小加入适当的容量。

1．主要作用

（1）作为赋形剂用来稀释主用的药物：如糖皮质激素容积小、浓度大，需要稀释到较小的浓度，另外局麻药能增大一定的容积布满病变范围，还可以凭借容积的张力冲开松解轻度的粘连。

（2）止痛作用：局麻药本身可以缓解症状，减轻疼痛。

（3）诊断作用：可以作为注射效果的指示剂。如果注射后患者疼痛立即消失，说明药物已注射到到病变部位。如仍有疼痛，则应认为没有注射到病变部位，或者表明注射部位的疼痛可能是其他部位病变反射所致。

2．常用局麻药

（1）普鲁卡因（procaine）：本药是过去常用的局麻药。优点是毒性较小，用量可以较大。但是药物反应较常见，而且国家已明令规定必须做过敏试验阴性后才能注射，故已经较少使用。

（2）盐酸利多卡因（lidocaine hydrochloride；赛罗卡因，xylocaine）：是目前常用的局麻药，效果稳定，起效快。常用 0.5%~2.0% 的浓度。一次最大剂量不超过 400 mg，用于局部麻药限制在 200 mg 以内较为安全。注入血管会引起晕厥。

（3）布比卡因（bupivacaine）：又称丁哌卡因，起效慢，作用时间长（可持续 6~8 小时）。绝对不许注入血管内，否则会引起惊厥或严重的心脏中毒反应。局麻用药浓度宜在 0.25% 左右。最大用量不超过 150 mg。可用做注射药物的赋形剂，并可用于临时止痛。

（4）盐酸罗哌卡因（ropivacaine，耐乐品）：除作为赋形剂外也可作为长效止痛剂，起效时间 1~5 分钟，作用时间可持续 6 小时。可用于临时止痛。局麻用药浓度在 0.5% 左右为宜。最大剂量不超过 200 mg。注射时不要误入血管，否则可能会引起中枢神经中毒惊厥或严重的心血管中毒反应，血压下降，心跳减慢，甚至心跳停止。

三、局部药物注射的注意事项

无菌操作：注射中无菌操作技术对防止感染至关重要。

1. 注射空间（如注射室）应每日消毒（如紫外线照射），室内不宜放置衣服等杂物，更不应兼作更衣室。

2. 皮肤消毒液及容器应定期更换。

3. 注射者洗净双手，擦干，戴好帽子和口罩。

4. 注射前检查注射器及药品是否正确，是否超过有效期。吸好药物（如果注射时戴无菌手套，应请助手协助打开注射器包装，注射者戴好手套后再拿注射器抽取药物。）

5. 找好注射点，注射局部的皮肤消毒范围要充分、彻底。

6. 注射者拇指（例如左手）充分消毒，重新找寻、按压住疼痛点或注射点。另一只手（例如右手）拿起吸好药物的注射器，左手拇指稍错开让出压痛点或注射点，针头刺入达到预想深度开始注射。对皮下脂肪较厚的患者，施压的拇指应稍用力施压以便将皮下脂肪压缩薄一些便于注射。如果注射技术不够熟练可戴无菌手套。尤其关节穿刺抽液最好戴无菌手套以防污染。

7. 注射毕拔出注射器后立即用无菌棉压迫针眼防止出血和药物溢出，并用无菌敷料胶布覆盖固定。

8. 痛点注射后应再检查压痛是否消失，患者重复疼痛动作是否还有疼痛症状，以验证：①注射部位是否正确；②诊断是否正确（诊断错误注射也无效）。如认为是注射不到位可以改变注射位置补充注射。注射无效可能是诊断错误，应重新审视诊断，进一步检查确诊伤病。

9. 患者4小时内注射局部勿着湿。

10. 注射过敏及晕厥反应的处理：注射后患者出现头晕、晕厥等异常现象，应即刻令患者平卧，并检查患者的脉搏、血压及呼吸，并随时观察，必要时给予相应的抢救药物。如呼吸、心跳停止应即刻给以人工呼吸和心脏按压，立即组织抢救。因此，注射时应备有肾上腺素以备急需。

第二章　肩部损伤

一、肩锁关节扭伤

【局部解剖】 肩锁关节是肩峰和锁骨外端形成的关节，关节内常有一软骨盘将关节隔成内、外两部分。肩锁关节由肩锁韧带和喙锁韧带连接稳定。肩部活动时它是肩的 5 个活动关节之一（图 2-1-1）。

【病因及发病机制】 仅为肩锁关节韧带拉伤及肩锁关节创伤性滑膜炎。关节肿胀或有积液。

【临床表现】 多为肩部着地间接暴力致伤。局部疼痛肿胀，或有畸形。检查：肩锁关节处肿胀、隆突，压痛。肩关节活动时疼痛，上肢牵拉痛，水平跨胸内收试验（＋）。X 线检查除外脱位或半脱位。

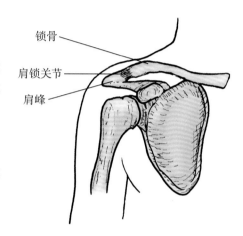

锁骨
肩锁关节
肩峰

图 2-1-1　肩锁关节解剖

【注射治疗】

1. 药物：复方倍他米松 0.5 ml＋1%~2% 盐酸利多卡因 1.5 ml。吸入注射器备用。

2. 操作：找到肩锁关节压痛点，一般在肩锁韧带附着处，刺过皮肤在韧带表面注入一半药物，然后刺入关节注入剩余药物。如有关节内积血，抽出积血后再注入药物。2 周后可重复注射（图 2-1-2）。

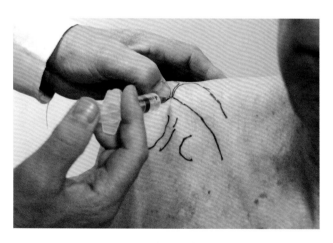

图 2-1-2　肩锁关节注射法

【提示】 不要注入关节内的软骨盘内。注射有阻力时，应退出针头改变方向躲开软骨盘。有关节脱位时不宜药物注射治疗，否则影响复位后的韧带愈合。注射后应停止或控制患侧上肢运动量 1~2 周。可以配合理疗加速消炎。

二、胸锁关节扭伤

此伤多发生在体操运动员，且常引起半脱位。

【局部解剖】 胸锁关节由锁骨近端和胸骨柄组成。关节内也常有一软骨盘将关节隔成内、外两部分。胸锁关节也是肩关节活动时的 5 个关节之一。肩活动时胸锁关节连同活动（图 2-2-1 ）。

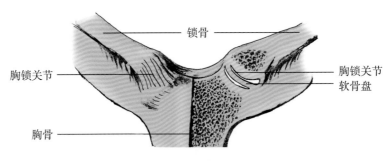

图 2-2-1 胸锁关节解剖

【病因及发病机制】 常因肩过度外展或锁骨外端上方受力牵拉胸锁韧带和肋锁韧带致伤。

【临床表现】 肩关节活动时带动胸锁关节处疼痛。胸锁关节肿胀或有锁骨近端向前凸出畸形，压痛。

【注射治疗】 有脱位畸形者应用 "8" 字形绷带固定。无脱位或陈旧损伤者可局部注射治疗。

1. 药物：复方倍他米松 0.5 ml＋1%~2% 盐酸利多卡因 1.5 ml。吸入注射器备用。

2. 操作：找到压痛点将药物注射到韧带表面。如关节肿胀，应注射到关节内半量（图 2-2-2 ）。

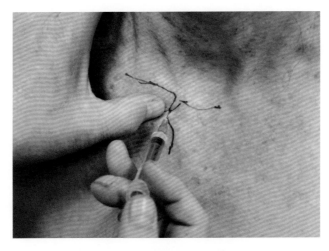

图 2-2-2 胸锁关节注射法

【提示】 治疗期间应停止或控制患侧上肢运动 1~2 周。可以配合理疗消炎。

三、肩袖损伤（创伤性肩袖肌腱炎）

此伤是体操、投掷、排球、举重、乒乓球、游泳运动员的多发伤病。

【**局部解剖**】　肩袖又称为旋转袖或肩袖腱，是由冈上肌腱（止于肱骨大结节上面）、冈下肌腱和小圆肌腱（止于大结节后面）和肩胛下肌腱（止于内侧的小结节）组成的联合腱膜，覆盖肱骨头。其功能是外展肩关节及内外旋肩关节，并有稳定盂肱关节的作用（图2-3-1）。

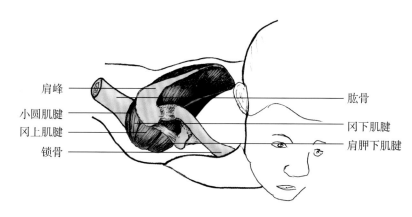

肩峰
小圆肌腱
冈上肌腱
锁骨

肱骨
冈下肌腱
肩胛下肌腱

图 2-3-1　肩袖腱的解剖关系

【**病因及发病机制**】　肩关节反复超常范围用力旋转及肱骨头、肩峰、喙肩韧带反复撞击摩擦引起变性，可致急性损伤，或急性损伤未及时治愈迁延成慢性。本病病变常在腱止点，主要为腱止末端病病理表现。常合并肩峰下滑囊炎。

【**临床表现**】　肱骨大结节或小结节压痛，肩关节外展、反弓、内外旋抗阻力痛，或有上述超常范围被动活动痛。肩袖腱是由上述4个腱组成，病变可能以1~2个为主，因此压痛点和抗阻力疼痛也不完全相同，以冈上肌腱病变最为多发。诊断时应注意找准病变部位。结合压痛点，抗阻外展痛为冈上肌腱损伤，抗阻内旋痛为肩胛下肌腱损伤，抗阻外旋痛为冈下肌腱或小圆肌腱损伤。MRI检查有时可见腱变性表现。应注意有无肩峰下滑囊炎、肩袖腱断裂。

【**注射治疗**】

1. 药物：复方倍他米松0.5 ml+1%~2%盐酸利多卡因2.0 ml。吸入注射器备用。

2. 操作：找到压痛点，针头斜面向下刺过皮肤，达到硬韧面即可注入药物（图2-3-2）。注射时应根据诊断是哪一肌腱损伤找准部位注射。如两个以上压痛点，注射药物应加倍，并多点注射。注射后还要再检查还有无阳性体征，是否注射到了病变部位。如有阻力应稍退后针头再注入药物。2周后可重复注射。

【**提示**】　诊断时应除外肩袖腱断裂。如有肩峰下滑囊炎应同时治疗。加强三角肌力量训练有辅助治疗作用。可做肩外展90°静力负重练习。

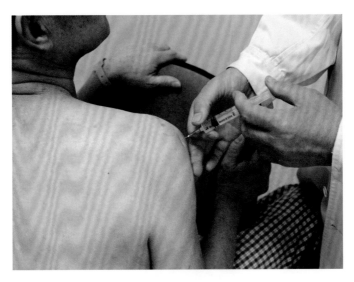

图 2-3-2 肩袖损伤注射法

四、肩袖腱钙化性肌腱炎

本病是钙盐沉积在变性肩袖腱中的一种炎性病变，更多发生在冈上肌腱中（图 2-4-1）。

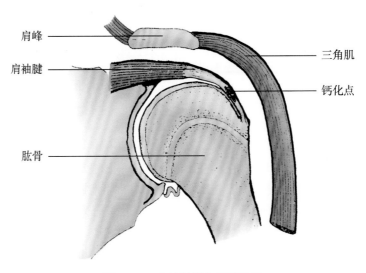

图 2-4-1 肩袖腱钙化性肌腱炎

【临床表现】

1. 急性型：肩关节突然疼痛难忍，肱骨头部红、肿、热、痛，局限性压痛严重。肩关节活动明显受限。X 线检查肌腱内可见钙质沉积灶。

2. 慢性型：钙盐沉积在肩袖内变硬。症状是反复发作肩痛。

【注射治疗】

1. 药物：复方倍他米松 1.0 ml + 1%~2% 盐酸利多卡因 5.0~10.0 ml。吸入注射器备用。

2.操作：手按压找准压痛点（钙化灶），使用略粗针头，针刺向病灶内（有沙沙感），多方向穿透刺入钙化灶，然后在钙化灶内注入药物，把钙盐冲出到肩峰下滑囊内，症状即可消失。钙盐可逐渐被吸收。也可另一方向再刺入一针头到钙化灶内，用较多的药物注入钙化灶内，钙化物被冲洗自此针头流出。直至钙化物冲洗干净（图2-4-2）。

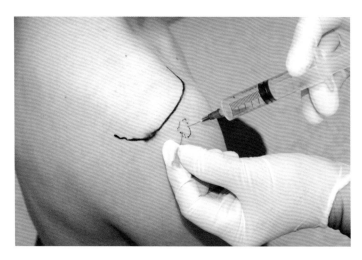

图 2-4-2　肩袖腱钙化性肌腱炎注射法

【提示】
1.慢性型肩峰下注射上述药物也能减除症状。
2.X线片虽显示有钙化灶但无症状，不必治疗。

五、肩峰下滑囊炎

本病是体操、投掷、举重、排球、游泳等运动员的多发伤病。

【局部解剖】　肩峰下滑囊范围较大，位于肩峰三角肌与肩袖之间，肩关节活动时起到滑润缓冲作用（图2-5-1）。

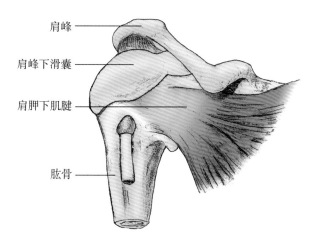

肩峰
肩峰下滑囊
肩胛下肌腱
肱骨

图 2-5-1　肩峰下滑囊解剖

【病因及发病机制】　急性肩关节挫伤撞击，滑囊受到肩峰与肱骨头挤压捻错致伤，或肩关节活动时长期慢性反复摩擦、挤压引起慢性炎性反应。急性损伤性炎症引起滑囊肿胀、出血、积液，如治疗不当迁延成慢性炎症。滑囊壁增生肥厚、表面有小的缺损及有纤维素沉着，绒毛增生，可有粘连。有时增生的滑囊形成皱襞嵌入肩峰与肱骨头（肩袖）之间，症状更加明显。

【临床表现】　肩关节被动活动痛，活动范围受限，如被动外展、反弓，内、外旋疼痛。可有肩袖抗阻痛的表现，因此需与肩袖损伤相鉴别。如为单纯肩峰下滑囊炎，牵拉下抗阻痛即消失。否则为两者合并损伤。

【注射治疗】

1. 药物：①复方倍他米松 1.0 ml＋1%～2%盐酸利多卡因 5.0～10 ml。间隔 2 周一次，可注射 2~3 次。②玻璃酸钠 2~2.5 ml。吸入注射器备用。

2. 操作：常用入路有三。

（1）肩峰前入路：即肩峰前缘与肱骨头之间，常在喙肩韧带前下刺入，在喙肩韧带下及肩峰下与肩峰平行略向上斜 20° 方向向后刺入（图 2-5-2 A）。此入路较常用。

（2）肩峰后入路：肩峰后下缘，在肩峰下与肩峰平行上斜 20°～30° 向前方向刺入（图 2-5-2 B）。

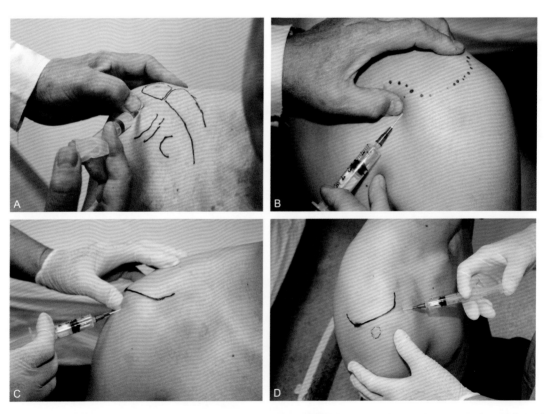

图 2-5-2　A. 肩峰下滑囊注射法（肩峰前入路）；B. 肩峰下滑囊注射法（肩峰后入路）；C. 肩峰下滑囊注射法（肩峰外下路）；D. 肩峰下滑囊炎皱襞内注射法

（3）肩峰外下入路：肩峰外缘与肱骨头之间，30°仰角向内侧刺入（图2-5-2 C）。注射药物时无阻力感为正确。如有阻力感可能药物注射到了滑囊外，效果差且注射后反应大。

（4）如果疑有滑囊皱襞嵌入肩峰下，可于肩峰前外侧肩峰肱骨头之间向后刺入，药物注射到皱襞内，可收到良好效果（图2-5-2D）。

【提示】　注射入路选择可参考患者疼痛部位，如患者疼痛在前侧可选择前方入路。

六、肩胛下肌腱下滑囊炎

【局部解剖】　肩胛下肌腱止于肱骨小结节，有内旋肱骨的作用。止点的内侧，肱骨头关节囊与腱的下面有一滑囊。此滑囊有时与肩关节囊相通（图2-6-1）。

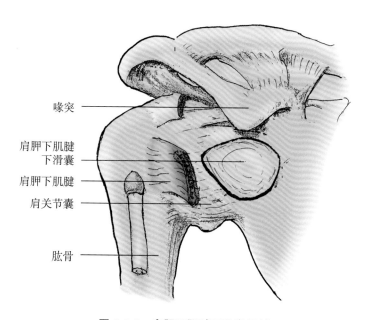

喙突
肩胛下肌腱下滑囊
肩胛下肌腱
肩关节囊
肱骨

图2-6-1　肩胛下肌腱下滑囊解剖

【病因及发病机制】　多为慢性劳损性损伤。肩反复旋转用力是主要致伤原因，常合并肩胛下肌腱止点的末端病。急性创伤也可引起。

【临床表现】　疼痛在三角肌肱骨头前内侧。主动外展痛。检查：压痛点在肩胛下肌腱小结节止点和内侧，被动外旋痛，抗阻力内旋痛，极度内旋也可引起疼痛。

【注射治疗】

（1）药物：复方倍他米松0.5～1.0 ml＋1%～2%盐酸利多卡因2.0～3.0 ml。吸入注射器备用。

（2）操作：肱骨外旋找到肱骨小结节处压痛点，若是滑囊炎压痛点多在小结节腱止点的内侧。针头垂直刺入皮肤、皮下穿过肩胛下肌腱达骨面，稍退后即可注入半量药物，如小结节腱止点处也有压痛，即有腱止点的末端病。针头退至皮下再进针到腱止点的表面注入另一半药物（图2-6-2）。

【提示】　此伤可能是肩袖损伤的一部分，治疗时应予注意同时治疗。

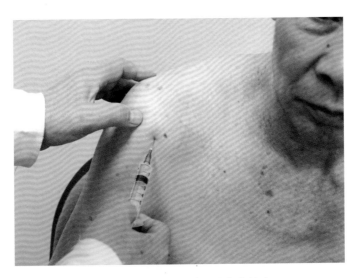

图 2-6-2　肩胛下肌腱下滑囊注射法

七、肩关节滑膜炎

【局部解剖】　肩关节由肩胛骨关节盂和肱骨头组成。肩胛骨关节盂关节面较浅，周围有盂唇加深。关节滑膜关节囊外有盂肱韧带加强，肱二头肌长头腱穿过关节止于盂上结节。肱骨头上面有肩袖腱通过覆盖，再上面有三角肌覆盖。肩关节囊大而宽松，所以肩关节能做全范围的活动（图 2-7-1）。

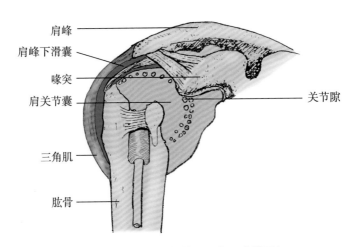

图 2-7-1　肩关节囊范围示意图（前面）

【病因及发病机制】　多因受到撞击或扭挫伤引起，或长期使用慢性劳损致伤。

【临床表现】　关节疼痛，活动时疼痛，关节隙压痛。

【注射治疗】　除其他治疗外，局部注射药物治疗有明显的协同作用，尤其解除疼痛更为显著。

1.药物：①复方倍他米松 1.0 ml＋1％~2％盐酸利多卡因 5.0~10.0 ml。②玻璃酸钠 2.0~2.5 ml。吸入注射器备用。

2.操作：肩峰下滑囊注射（见图 2-5-2）及肩关节内注射。

肩关节内注射法：①肩前入路：在肩胛骨喙突外侧垂直刺入约 2.0 cm，注射无阻力即可推入药物。②肩后入路：肩峰外后下 2.0 cm 向内 1.0 cm 垂直进针约 2.0 cm，推药无阻力即可注入（图 2-7-2~ 图 2-7-4）。

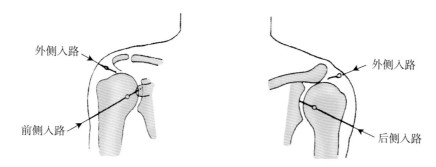

图 2-7-2　肩关节内注射入路示意图

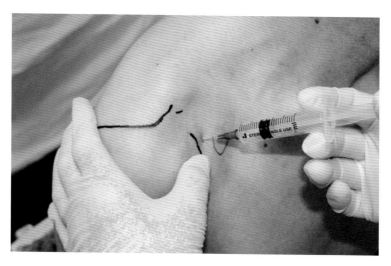

图 2-7-3　肩关节内注射法（肩关节前入路）

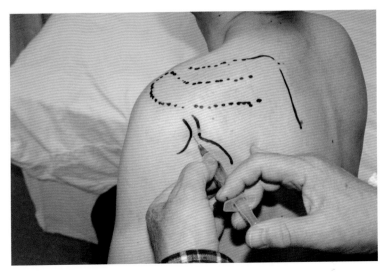

图 2-7-4　肩关节内注射法（肩关节后入路）

【提示】　注射位置可以选择关节隙压痛明显的部位作为注射点，也可以按术者的习惯选择注射点。

八、肩关节周围炎

本病又称"冰冻肩"或"五十肩"（因 50 岁左右的人易患此症）。

【病因及发病机制】　任何原因致肩关节长时间不活动引起肩关节周围软组织病变，如肩峰下滑囊、肩袖、肱二头肌腱甚至关节囊退行性病变以及肩关节炎症，淋巴、血液循环障碍，渗出，细胞浸润，纤维化粘连进而挛缩等皆可引起症状（见图 2-7-1）。

【临床表现】

1. 早期：主要表现关节疼痛、肌肉痉挛。关节活动时疼痛明显，活动范围受限。

2. 晚期：关节粘连以活动范围受限为主。运动时疼痛。一些患者表现为夜间疼痛，尤其后半夜天亮前疼痛明显。

【注射治疗】

参见"七、肩关节滑膜炎"。

【提示】　早期肩部炎症为主疼痛，注入复方倍他米松 1.0 ml＋1%～2%盐酸利多卡因 5.0 ml，一部分注入肩峰下滑囊内，另一部分注入肩关节内。采用肩峰下滑囊炎注射治疗法，注入一部分；同时应肩关节内注入等量药物。2 周一次。

晚期患者有疼痛症状者，仍可按上法注射。

无论早期或晚期患者都可以注射玻璃酸钠。注射方法同上。每周一次，连续 3~4 次。目的是防止粘连，并有一定的消除炎症、止痛作用。

糖皮质激素和玻璃酸钠的联合应用，尤其在推拿等手法治疗后，对消炎及防止粘连更为有益。有报道单用玻璃酸钠注射有效率为 61.4%～95.3%。同时应配合医疗体育活动和理疗。肩周炎的医疗体育治疗至为重要，每天进行医疗体育活动、最大范围的肩关节活动是逐渐解除粘连和防止病症加重的不可缺少的手段。

九、肱二头肌长头肌腱腱鞘炎

本病多见于体操、投掷、排球、举重等运动员。

【局部解剖】 肱二头肌腱近端分为长头和短头两条腱。短头腱止于肩胛骨喙突，长头腱通过肱骨的结节间沟止于肩胛盂上缘。结节间沟上横架一横韧带，此处构成一个三面为骨一面是韧带的隧道，并有一腱鞘。运动中肱二头肌腱长头在此隧道内来回及横向滑动磨损，久之则肿胀、渗出出现创伤性炎症，也可因一次突然牵拉伤引起（图 2-9-1）。

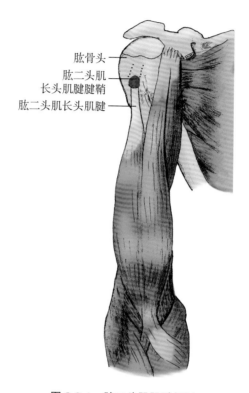

肱骨头
肱二头肌
长头肌腱腱鞘
肱二头肌长头肌腱

图 2-9-1 肱二头肌肌腱解剖

【病因及发病机制】 肩关节反复旋转、反弓用力，长期劳损致伤。

【临床表现】 肩关节反弓、后伸、外展痛，结节间沟处压痛，肱二头肌抗阻痛。Speed试验（＋）。

【注射治疗】

1.药物：复方倍他米松 0.5 ml＋2％盐酸利多卡因 2.0 ml。吸入注射器备用。

2.操作：找到结节间沟压痛点，自远端 45°斜向近端刺入经过皮下再有突破感即达到腱鞘内，缓慢注入药物，没有阻力为正确。如感到有阻力说明针头已刺入腱内，应退出再找感觉（图 2-9-2）。

【提示】

1.若药物注入腱内不但没有疗效，且会引起肌腱退变坏死。

2.2 周后可重复注射。

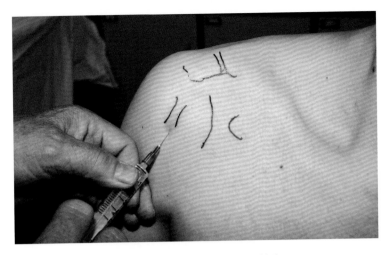

图 2-9-2　肱二头肌腱鞘内注射法

十、肩过度外展综合征

　　本病见于频繁肩外展后伸的运动员，如乒乓球运动员拉弧圈球及抽杀球过多者，长时间上肢上举工作者（如粉刷顶棚者）。

　　【局部解剖及发病机制】　臂丛神经及血管束在肩胛骨喙突的喙突肋骨膜和胸小肌下面走行。当反复大幅度做肩关节后伸外展动作时，臂丛神经血管束在喙突下面反复受到压迫、牵拉、摩擦。久之，神经受到损伤及周围组织炎症、水肿出现症状（图 2-10-1）。

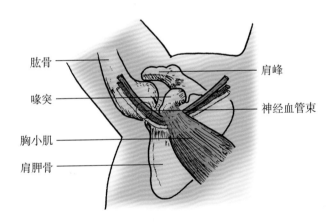

图 2-10-1　喙突下神经血管的解剖

　　【临床表现】　有上述受累运动史。发病初期感觉上肢酸累无力，继而逐渐出现神经麻痹症状，常见于正中神经和尺神经。检查：上肢外展时桡动脉搏动减弱，神经支配区麻木加重，头患侧倾更明显。喙突下 Tinel 征（＋）。

　　【注射治疗】
　　1. 药物：复方倍他米松 0.5 ml＋1%～2%盐酸利多卡因 2.0 ml。吸入注射器备用。
　　2. 操作：找到肩胛骨喙突，于其外下斜向内上，针头穿过胸小肌抽无回血、患者无串麻、推药无阻力即可注药（图 2-10-2）。

【提示】 注射中有阻力或出现串麻、疼痛是注射到神经的现象，应停止注射，改变针头方向或深度，否则会长期出现神经支配区疼痛症状。治疗期间应控制拉弧圈球和抽球运动量。

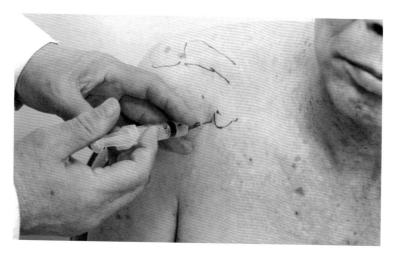

图 2-10-2 肩过度外展综合征注射法

十一、肩关节后部软组织损伤

本病是指肩胛骨肩胛盂后下缘的病变。

【局部解剖及发病机制】 肩胛盂后下缘有三头肌、关节囊附着处及小圆肌走行（图 2-11-1）。反复受到牵拉会发生末端病变化，或有钙质沉着、骨化、骨质增生，引发症状。常发生于棒球投手。

【临床表现】 肩关节后疼痛。由于此处刺激腋神经，可有腋神经症状，三角肌部疼痛及感觉异常。重者投掷几次即出现症状。

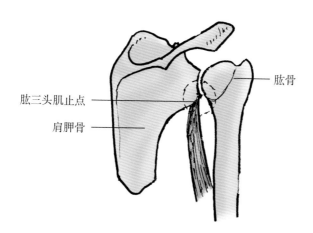

肱骨

肱三头肌止点

肩胛骨

图 2-11-1 肩胛盂后下部的解剖

【注射治疗】

1. 药物：复方倍他米松 0.5 ml＋1％～2％盐酸利多卡因 2.0 ml。吸入注射器备用。

2. 操作：肩关节前屈，肩后找到压痛点。针头垂直刺入达到骨面即可注入药物（图 2-11-2）。

【提示】　可试用电针灸治疗。

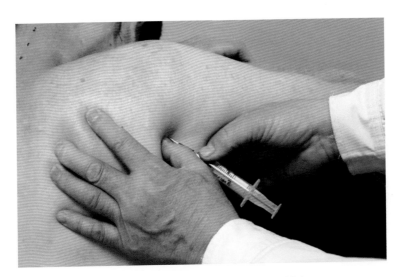

图 2-11-2　肩关节后部软组织损伤注射法

十二、肩胛上神经损伤

本病多见于排球、体操、举重、射击运动员。表现为冈下肌（偶有连同冈上肌）萎缩。因多发冈下肌萎缩，又称冈下肌萎缩症。

【局部解剖】　肩胛上神经由颈 4～6 神经根组成，经由肩胛切迹及其上的肩胛横韧带下进入冈上窝，发出分支冈上支支配冈上肌；主干继续下行，绕过肩胛冈根部进入冈下窝支配冈下肌。沿神经还有血管伴行（图 2-12-1）。

【发病机制】　当肩关节反复旋转回旋转肩时，连同肩胛骨上下移动旋转，肩胛上神经在肩胛切迹及肩胛冈根部有折角处反复牵拉磨损，神经、血管受到损伤。多发生于排球运动员。

【临床表现】　逐渐出现症状，而且症状开始轻微隐晦不易发现。患肢易疲劳、力弱。如是排球运动员可能扣球方向不稳。检查：对比双侧冈下肌（或连同冈上肌），患侧肌肉萎缩。肌电图检查异常。MRI 检查除外腱鞘囊肿。

【注射治疗】

1. 药物：复方倍他米松 0.5 ml＋1％～2％盐酸利多卡因 2.0 ml。吸入注射器备用。

2. 操作

（1）限于冈下肌萎缩者于肩胛冈根部上或下斜向肩胛冈根部刺入达骨面。穿刺点标定：沿肩胛冈全长画一条线，在线的中外 1/3 交界点肩胛冈下方即穿刺点。针头略向上方向刺入。注射无阻力时注入药物。

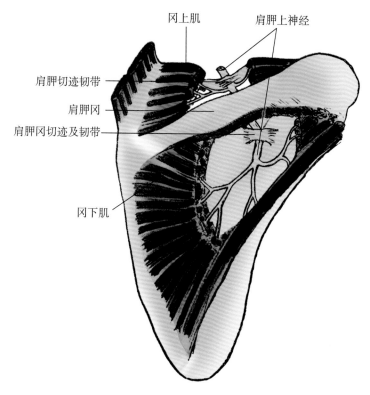

图 2-12-1　肩胛上神经的解剖

（2）如冈上肌、冈下肌同时萎缩病变在肩胛切迹处，注射点应在肩胛切迹处。于肩胛骨上缘外 1/3 处找到压痛或有串麻点，偶有 Tinel 征（＋），即是注射点。穿刺点标定：在上述肩胛冈全长线的中点向上画一垂直线，在外上 90° 角的角分线上约 1.5cm 处即是穿刺点。注射深度达骨面稍退针头即可推药（图 2-12-2、图 2-12-3）。

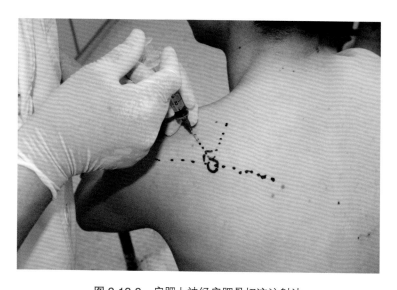

图 2-12-2　肩胛上神经肩胛骨切迹注射法

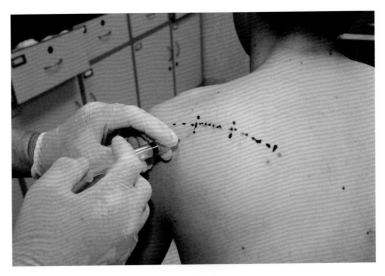

图 2-12-3　肩胛上神经肩胛冈根部注射法

【提示】　治疗期间应调整运动量和纠正不正确的动作。注射治疗无效需手术松解。肩胛冈根部有时有腱鞘囊肿刺激神经引起症状，应做 MRI 检查除外。如有囊肿需手术治疗。

十三、四边孔卡压综合征

【局部剖解】　四边孔是肩后的一个间隙结构，由以下组织构成：其上界为肩胛下肌和小圆肌，内侧是肱三头肌长头，外侧为肱骨外科颈，下界是大圆肌。这四个壁围成一个方形间隙——四边孔。腋神经和旋肱后动脉从腋下通过四边孔向后绕过肱骨外科颈穿出。腋神经运动支支配三角肌、小圆肌，感觉支支配三角肌表面及后侧皮肤。腋神经损伤后上肢不能外展，不能做脱帽动作。肩部皮肤感觉障碍，可呈现方肩畸形。支配肱三头肌的桡神经肌分支也靠近四边孔（图 2-13-1）。

【病因及发病机制】　四边孔间隙只有指端大小，受到急性撞击或微细慢性撞击以致压迫刺激腋神经，或者局部囊肿、盂唇损伤、骨质增生压迫刺激引发症状，甚至刺激肱三头肌的桡神经分支。

【临床表现】　此伤可见于投掷运动员。患者肩背不适、疼痛；肩三角肌及后侧皮肤感觉异常。肩胛关节盂下方可触有压痛放射至肩外侧。三角肌萎缩，肩外展、外旋力弱。检查三角肌区皮肤针刺觉迟钝麻木。三角肌麻痹，上臂抗阻外展、外旋无力，甚至不能主动上抬。若伤及桡神经肱三头肌支，则抗阻伸肘力弱。肌电图检查有助确诊。

【注射治疗】

1. 药物：复方倍他米松 1.0 ml＋1% 盐酸利多卡因 5.0 ml。吸入注射器备用。

2. 操作：患者侧卧，肩外展，肘屈曲 90°。肩峰外后角 - 肘肱骨鹰嘴尖连线，与腋窝皱襞垂直线交点，向头侧约 2 cm 处（触压痛或有放射感），垂直进针（图 2-13-2）。如触到骨，应退出移动针头，有串麻稍退针头即可，回抽无回血后缓慢注入药物。每 2 周可重复注射，最多连续 3 次。

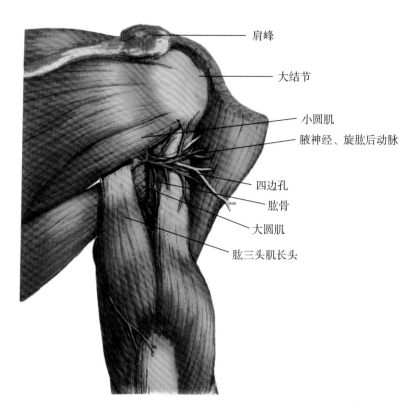

图 2-13-1 四边孔关系

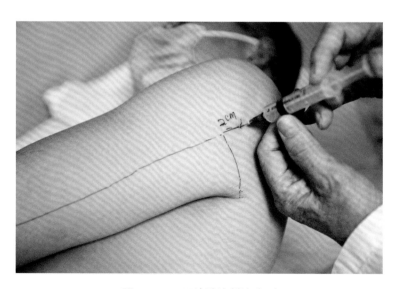

图 2-13-2 四边孔注射法（1）

　　3.替代方法：患者坐位，上肢下垂。自肩峰外后角沿臂向下 7~8 cm，紧靠肱骨缘向前进针即达四边孔，回抽无血、注射无阻力即可推药（图 2-13-3）。

【提示】

　　若两次注射后症状无减轻，应进一步行 MRI 和 B 超检查以除外卡压原因。

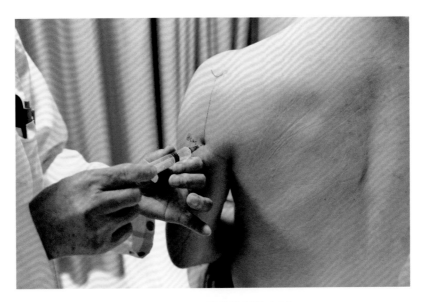

图 2-13-3　四边孔注射法（2）

第三章　肘部损伤

一、肱骨内上髁炎

本病又称高尔夫肘。

【局部解剖】　肱骨内上髁是前臂屈肌（旋前圆肌、桡侧腕屈肌、指浅屈肌、尺侧腕屈肌等）的附丽处（图 3-1-1）。

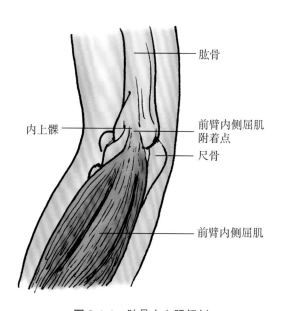

图 3-1-1　肱骨内上髁解剖

【病因及发病机制】　反复主动、被动牵拉，局部劳损、慢性炎致末端病病理变化。

【临床表现】　肱骨内上髁处压痛，前臂旋前抗阻痛，抗阻屈腕痛，甚至被动前臂旋后痛。

【注射治疗】

1. 药物：复方倍他米松 0.5 ml＋1％～2％盐酸利多卡因 2.0 ml。吸入注射器备用。

2. 操作：找到内上髁压痛点，针头刺入深筋膜下联合肌腱的表面注入一半药物，然后针头深入到肌肉之下再注入剩余药物。2 周后可重复注射（图 3-1-2）。

【提示】　可选冲击波治疗和按摩治疗。

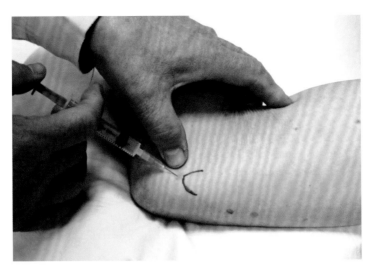

图 3-1-2　肱骨内上髁炎注射法

二、肱骨外上髁炎

本病又称网球肘。

【局部解剖】　肱骨外上髁是前臂伸肌（桡侧腕伸肌、指浅伸肌、尺侧腕伸肌）的附丽处（图 3-2-1）。

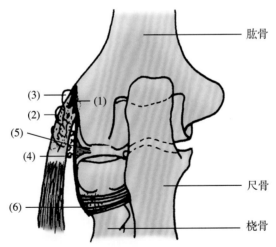

(1) 骨质增生，硬化或脱钙；(2) 腱变性、囊变、钙化或骨化；(3) 腱表面血管
侵入、粘连；(4) 腱下疏松组织炎症；(5) 滑膜炎；(6) 环状韧带变性

图 3-2-1　肱骨外上髁解剖及病理示意图

【病因及发病机制】

1. 与肱骨内上髁炎相似，是肌起点受到长期反复牵拉引起末端病的病理改变。

2. 长期磨损引起肱桡外侧关节隙局限性滑膜炎，甚至软骨软化。

3. 肱骨外上髁前侧肌肉下有一间隙，此处可以呈现炎性改变，水肿、充血，肉芽组织增生。

【临床表现】 肱骨外上髁处疼痛，可向上臂及前臂放射。手、腕用力痛，甚至提物时突然失力，以致失手掉落。重者休息也痛。检查：肱骨外上髁处压痛（ + ），抗阻伸腕痛（ + ），Mill 征（ + ）。

【注射治疗】

1.药物：复方倍他米松0.5～1.0 ml＋1％～2％盐酸利多卡因2.0～3.0 ml。视病变范围而定。吸入注射器备用。

2.操作：视病变范围决定注射几个点：

（1）病变限于外上髁，药物注入深筋膜下及肌肉下（图 3-2-2）；

（2）病变限于外侧关节隙，药物注入关节隙滑膜外（图 3-2-3）；

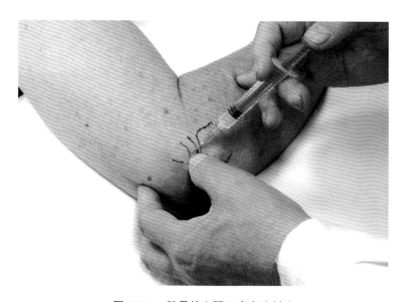

图 3-2-2 肱骨外上髁压痛点注射法

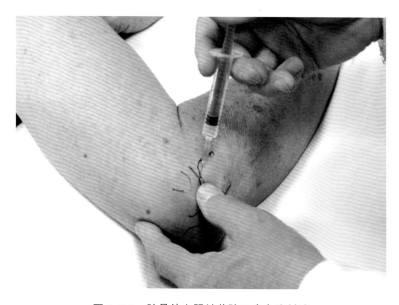

图 3-2-3 肱骨外上髁关节隙压痛点注射法

（3）病变限于外上髁前肌肉下间隙，药物注入肌肉与骨之间，即针头达到骨面后稍退后再注入药物（图3-2-4）。

2周后可重复注射。

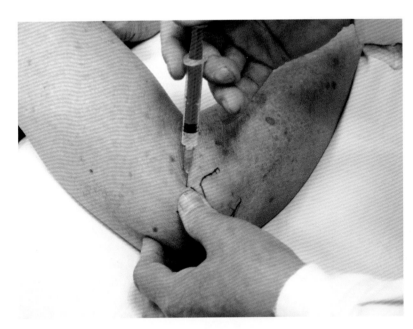

图 3-2-4　肱骨外上髁前间隙压痛点注射法

【提示】

1. 按摩治疗效果也可。末端病型是冲击波治疗的适应证。

2. 有极少数患者肱骨外上髁的疼痛不是外上髁局部的病理变化，而是颈部神经刺激的表现。颈7神经支配肱骨外上髁部，有伤病时可表现出网球肘的症状。因此，如局部注射无效应进一步检查颈部，有无颈部疼痛甚至肩外展力弱。找寻颈部压痛点注射可能奏效。

3. 严重而顽固的网球肘保守治疗无效可能需要手术治疗。

三、肘尺侧副韧带损伤

本病是体操、标枪、举重、排球等运动员的常见伤。

【局部解剖】 尺侧副韧带于肱骨内上髁下分前束和后束，止于尺骨内侧半月切迹下方。前束伸直位紧张防止肘外翻，后束屈位紧张防止肘外翻（图3-3-1）。

【病因及发病机制】 任何过度肘外翻动作皆可伤及尺侧副韧带。轻者是韧带的拉伤；重者可引起韧带部分断裂或完全断裂。

【临床表现】 伤后肘内侧痛，急性期内侧肿胀甚至引起关节滑膜炎。肘内侧关节隙或其附近上下压痛，外翻试验（＋）。外翻只痛不松是为损伤（拉伤）；同时松弛开口感则为韧带断裂，0°（伸直）位松弛开口感为前束断裂，30°位松弛开口感为后束断裂。

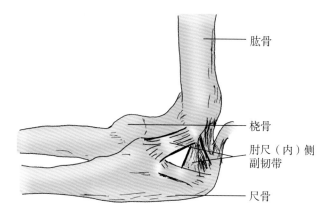

图 3-3-1　尺侧副韧带解剖

【注射治疗】

1. 药物：复方倍他米松 0.5 ml+1%~2% 盐酸利多卡因 2.0 ml。吸入注射器备用。

2. 操作：找寻肘内侧压痛点，针头刺入深层达骨面稍退后即注入药物（图 3-3-2、图 3-3-3）。2 周后可重复注射。

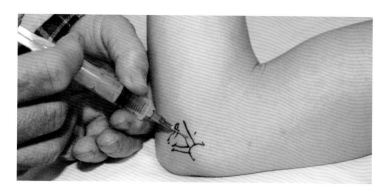

图 3-3-2　尺侧副韧带前束压痛点注射法

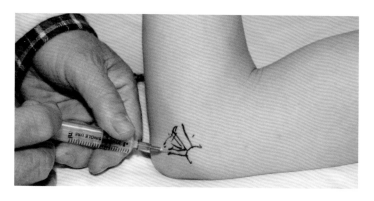

图 3-3-3　尺侧副韧带后束压痛点注射法

【提示】 注射治疗仅限于韧带拉伤者，韧带断裂时不应注射。治疗期间应防止肘外翻动作，并应使用支持带保护。

四、肘创伤性滑膜炎

【局部解剖】　肘关节由肱尺关节、肱桡关节及桡尺近侧关节组成。周围有关节囊包绕。其外层为纤维层，内层为滑膜层（图 3-4-1）。

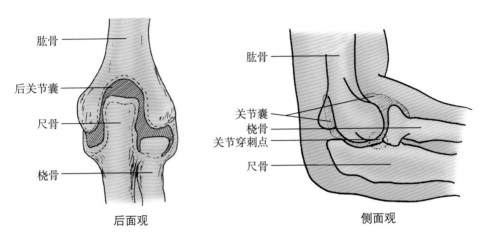

后面观　　　　　　　　　　　　　　侧面观

图 3-4-1　肘关节解剖

【病因及发病机制】　滑膜层滑膜柔嫩，血管丰富，关节受到任何扭转挫伤都会引起滑膜损伤，肿胀，充血，滑膜血管破裂出血，关节积血、积液。关节的各种慢性疾患如骨关节病等软骨损伤都会刺激滑膜肿胀、积液，滑膜肥厚引发慢性滑膜炎。或者急性滑膜炎治疗不当迁延成慢性滑膜炎。

【临床表现】

1. 急性创伤性滑膜炎关节疼痛、肿胀，伸屈受限，关节隙压痛。抽出积液可能为血性。如合并其他损伤则另有症状及体征。

2. 慢性滑膜炎：运动量大则关节疼痛、肿胀，伸屈受限。关节隙压痛，可触动增厚的关节囊。抽出关节液为滑液。

【注射治疗】

1. 药物：复方倍他米松 1.0 ml＋1%～2%盐酸利多卡因 2.0 ml。吸入注射器备用。

2. 操作：常用入路是肘后外侧入路，即肱骨、桡骨、尺骨外后侧的交界处的关节隙，此穿刺点应视为最佳肘关节穿刺点。针头方向对准关节中心刺入。如有关节积血或积液应先抽出，然后注入药物（图 3-4-2）。如症状不减，2 周后可重复注射 1 次。局限性滑膜炎仅有局部关节隙滑膜疼痛及压痛，注射应限于关节隙压痛点的滑膜外（不必注入关节内）。

【提示】　配合高频理疗效果更好。慢性滑膜炎可先用理疗、按摩、调整运动量等手段治疗。

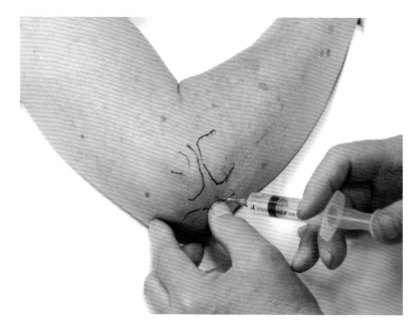

图 3-4-2　肘关节穿刺（注射）法

五、肘关节骨关节病

【病因及发病机制】　肘关节关节软骨急性损伤后或慢性损伤引起软骨变性，长期致骨增生骨赘，或形成关节鼠，滑膜慢性炎，关节囊肿胀、肥厚。

【临床表现】　关节肿胀、活动受限，关节缘压痛、增生，可伴有关节肿胀、积液。如有关节鼠可有交锁症状。X 线检查显示关节隙狭窄、骨内囊性变、骨增生骨赘形成，或可见关节鼠。

【注射治疗】　炎性期关节肿胀、积液应按创伤性滑膜炎处理，注射复方倍他米松 1.0 ml+2% 利多卡因 1 ml，可同时注射玻璃酸钠 2.0~2.5 ml。关节无明显积液等急性炎症表现时，关节内应注射玻璃酸钠，每周 1 次，连续 3~4 周。

注射技术同肘关节滑膜炎（见图 3-4-2）。

【提示】　有滑膜炎症状者应同时高频理疗。对保守治疗无效症状严重者应行关节镜手术治疗。

六、肘尺骨鹰嘴滑囊炎

【局部解剖】　肘关节尺骨鹰嘴后有两个滑囊，即皮下滑囊和肱三头肌腱间滑囊（图 3-6-1）。

【病因及发病机制】　皮下滑囊炎多因肘后挫伤，如足球守门员扑球时肘鹰嘴部着地挫伤，致皮下出血，是为急性滑囊炎（血肿）；如不及时治愈则变成慢性滑囊炎，形成滑囊壁肥厚，囊内有滑液。肱三头肌腱腱间滑囊炎多因肱三头肌反复爆发用力、肌腱间长期摩擦引发滑囊积液。腱间滑囊炎较少见。

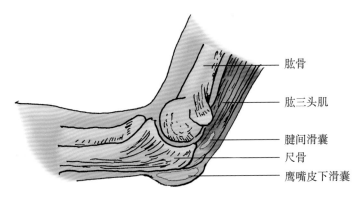

图 3-6-1　尺骨鹰嘴滑囊解剖

【临床表现】

1. 急性皮下创伤性滑囊炎：受伤后鹰嘴后肿胀隆起，疼痛，肿物囊性，可能触及波动感，如抽出囊内物多为血性液，压痛，甚至刺痛。

2. 慢性皮下滑囊炎：肘后鹰嘴部肿胀、疼痛，运动后加重，压痛，可触及囊壁肥厚，有时能触到囊内有小体滑动。

3. 腱间滑囊炎在鹰嘴近端肌腱部，压痛，肱三头肌抗阻痛。

【注射治疗】

1. 急性皮下创伤性滑囊炎：应及时抽出积血，然后注入复方倍他米松 0.5 ml＋1%～2%盐酸利多卡因 1.0 ml（图 3-6-2）。

2. 腱间滑囊炎：在肱三头肌腱滑囊处的压痛点处，针头垂直刺入穿过皮肤，再穿过浅层腱（有突破感），推药无明显阻力即可推入药物 [复方倍他米松 0.5 ml＋1%～2%盐酸利多卡因 1.0 ml]，可重复注射 1 次（图 3-6-3）。

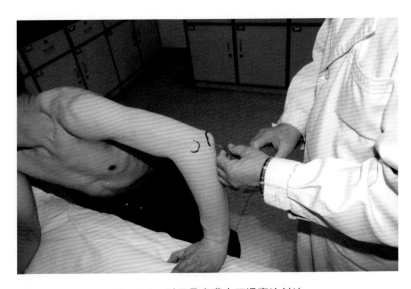

图 3-6-2　肘尺骨鹰嘴皮下滑囊注射法

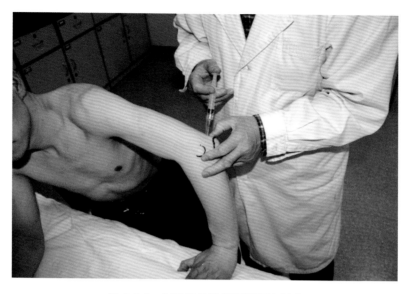

图 3-6-3　肘肱三头肌腱间滑囊注射法

【提示】

　　1. 急性皮下创伤性滑囊炎，注射后要用棉花垫加压包扎制动3周，防止形成慢性滑囊炎。慢性皮下滑囊炎也可按此法处理，有望治愈，可重复注射。

　　2. 腱间滑囊炎注射时，如有阻力表明针头在肌腱内，切不可注药，否则可能引起肌腱坏死。

七、肘鹰嘴肱三头肌腱止点末端病

　　本病体操运动员易发生。

　　【**局部解剖及发病机制**】　肱三头肌腱止于尺骨鹰嘴后面，其功能为伸肘。肘反复支撑，肱三头肌收缩伸肘时，腱止点长期不断受到牵扯引起末端病变（图3-7-1）。

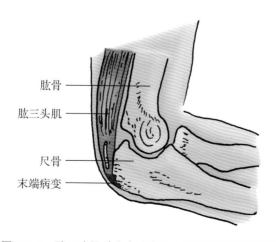

图 3-7-1　肱三头肌腱止点（末端）解剖及病理示意图

【临床表现】　伸肘支撑时肘后疼痛。检查鹰嘴尖端后侧压痛，或局部稍有肿胀。抗阻伸肘痛。慢性患者 X 线检查可发现鹰嘴尖端后侧变尖增生。

【注射治疗】

1.药物：复方倍他米松 0.5 ml + 1%～2%盐酸利多卡因 1.5 ml。吸入注射器备用。

2.操作：在肘后三头肌腱附着处压痛点针头刺入皮下，再进入深筋膜下肌腱的表面，注入一半药物。由于末端病往往伴有周围滑囊炎，故宜将针头斜上穿过肌腱达到肌腱与骨之间，注入剩余药物。推药时应无明显阻力。如阻力大说明针头在肌腱内，不应推药（图3-7-2）。

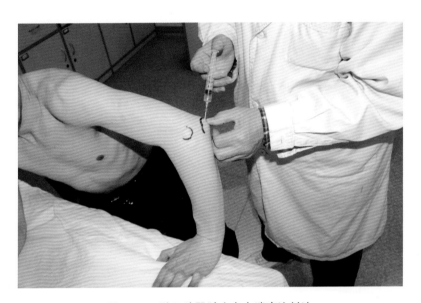

图 3-7-2　肱三头肌腱止点末端病注射法

【提示】　也可采用冲击波治疗。

八、前臂肌肉损伤及筋膜炎

本病在上肢用力的运动时皆可发生，如体操、举重、游泳、网球、羽毛球等。

【局部解剖】　前臂伸肌群起自肱骨外上髁向下止于腕手部，功能为伸腕、伸指。前臂屈肌群起于肱骨内上髁及尺桡骨，功能为屈腕、屈指及前臂旋前（图 3-8-1、图 3-8-2）。

【病因及发病机制】　一次用力可致急性肌肉拉伤；长期反复用力慢性劳损引起肌肉筋膜炎。

【临床表现】　因运动项目不同受伤部位可在前臂的伸肌或屈肌。急性损伤后伤部疼痛、肿胀。检查：局部肿胀、压痛，或有皮下出血，肌肉抗阻痛。应除外肌肉断裂。陈旧损伤肌肉筋膜炎症状为用力时疼痛。检查肌肉压痛，可能触之较硬韧，抗阻痛。

【注射治疗】

1.急性损伤：首次治疗复方倍他米松 0.5 ml + 1%～2%盐酸利多卡因 2.0~3.0 ml，注射到压痛点深筋膜下及损伤肌肉处，可同时加入爱维治 10.0 ml。如不愈 1 周后再注射爱维治

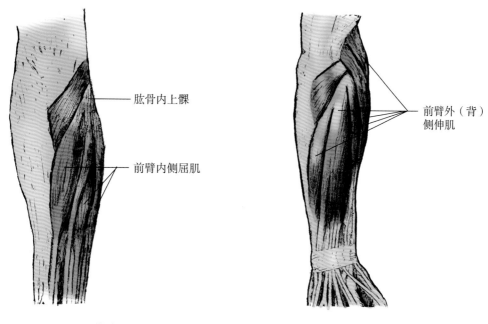

图 3-8-1　前臂屈肌解剖　　　　　　　　　　图 3-8-2　前臂伸肌解剖

10.0 ml + 2%盐酸利多卡因 3.0~5.0 ml。每周 1 次，可连续 3~5 次（图 3-8-3、图 3-8-4）。

2.陈旧损伤：注射爱维治 10.0 ml + 2%盐酸利多卡因 3~5 ml 到深筋膜下，每周 1 次，可连续 3~5 次。也可以和急性损伤一样注射复方倍他米松 0.5 ml + 1%~2%盐酸利多卡因 2.0~3.0 ml。

【提示】 配合按摩、理疗、针灸效果更明显。

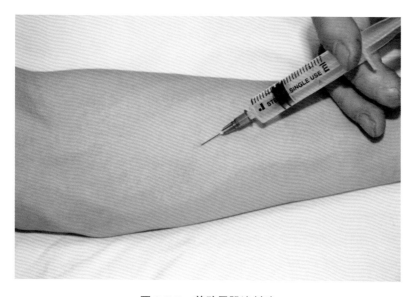

图 3-8-3　前臂屈肌注射法

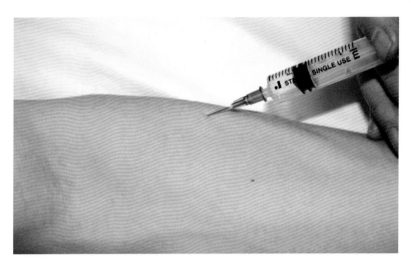

图 3-8-4　前臂伸肌注射法

九、前臂背侧骨间神经麻痹

乒乓球横拍运动员可发生此伤。

【局部解剖】 桡神经下行至肱桡关节分为深、浅两支。深支即前臂背侧骨间神经，为运动支。其穿经旋后肌的拱门。拱门的浅层为一腱性纤维环（3-9-1）。

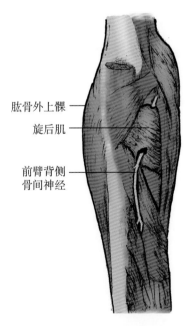

肱骨外上髁

旋后肌

前臂背侧
骨间神经

图 3-9-1　前臂背侧骨间神经解剖

【病因及发病机制】 训练过多反复削球和反手攻球致使肌肉腱性纤维环肿胀、增厚，压迫神经，引发症状。

【临床表现】 乒乓球运动员发球和拉上旋球时前臂背伸酸痛力弱。检查伸指伸拇力弱。在拱门处有时可触到肿块或 Tinel 征（+）。

【注射治疗】　发病初期局部药物注射有效。

1. 药物：复方倍他米松 0.5 ml＋1%～2%盐酸利多卡因 2.0 ml。吸入注射器备用。

2. 注射技术：在前臂上 1/3 背侧，相当于拱门处触摸稍隆起处可有轻度压痛。针头刺入达伸筋膜下，在拱门处注入药物。2 周后可重复注射（图 3-9-2）。

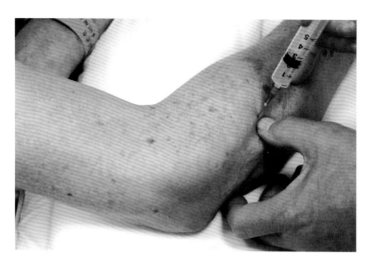

图 3-9-2　前臂背侧骨间神经注射法

【提示】　治疗期间应减少运动量，配合理疗。注射无效、症状严重应手术松解。

十、前臂掌侧骨间神经麻痹

【局部解剖及发病机制】　正中神经肘前下行经由旋前圆肌深、浅头之间。此处类似一拱门结构。若肌肉肥厚或有异常纤维带即可压迫前臂掌侧骨间神经。前臂掌侧骨间神经支配指屈深肌、拇长屈肌及旋前方肌（图 3-10-1）。

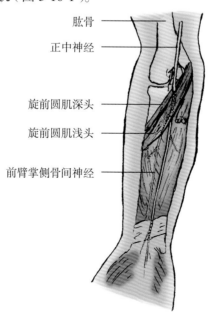

肱骨

正中神经

旋前圆肌深头

旋前圆肌浅头

前臂掌侧骨间神经

图 3-10-1　前臂掌侧骨间神经解剖

【临床表现】　拇指、示指、中指屈末节无力。

【注射治疗】　发病初期药物注射有效。

1.药物：复方倍他米松 0.5 ml+1%~2%盐酸利多卡因 2.0 ml。吸入注射器备用。

2.操作：在前臂上 1/4 掌侧相当旋前圆肌神经入口处的远端注射药物（图 3-10-2）。2 周后可重复注射。

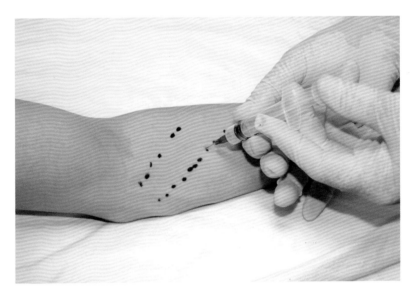

图 3-10-2　前臂掌侧骨间神经注射法

【提示】　治疗期间应减少运动量，配合理疗。注射无效应手术松解。

第四章 腕及手部损伤

一、腕创伤性滑膜炎

【局部解剖】 腕关节由 8 块腕骨组成，近侧与桡骨及腕软骨盘成关节，远侧与掌骨成关节。各腕骨间及其远近侧骨间皆有韧带连接，并有滑膜覆盖关节（图 4-1-1）。

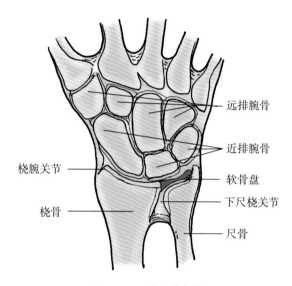

远排腕骨

近排腕骨

桡腕关节

软骨盘

下尺桡关节

桡骨

尺骨

图 4-1-1　腕关节解剖

【病因及发病机制】 跌倒手腕撑地或腕扭伤皆可刺激滑膜肿胀、积液甚或出血，引起急性创伤性滑膜炎；长期腕关节过度使用、慢性劳损刺激滑膜关节肿胀、积液引起慢性滑膜炎。

【临床表现】 急性扭伤后关节疼痛、肿胀，活动则疼痛加重，活动范围受限。腕关节隙压痛，主动、被动活动受限。如肿胀明显应除外骨折。尤其限于桡腕关节处的舟骨压痛更要除外舟骨骨折。怀疑骨折时应做 X 线检查以确诊或除外之。舟骨骨折有时伤后 2 周左右才能显示，应当注意。慢性创伤性滑膜炎逐渐发病，活动多疼痛、肿胀明显，休息则减轻。

【注射治疗】
1.药物：复方倍他米松 0.5 ml+1% ~2% 盐酸利多卡因 1.0 ml。吸入注射器备用。
2.操作：全腕关节疼痛、肿胀，选择桡腕关节隙穿刺点刺入；疼痛及压痛点局限时可在压痛点处刺入（图 4-1-2、图 4-1-3）。前者应刺入关节腔内，注射时应无明显阻力；后者宜注射在滑膜外，效果更好。

【提示】 急性创伤性滑膜炎如积液、积血明显，疼痛严重，应穿刺抽出积液、积血，然后再注射药物。同时应局部制动 2~3 周，配合高频理疗效果更好。

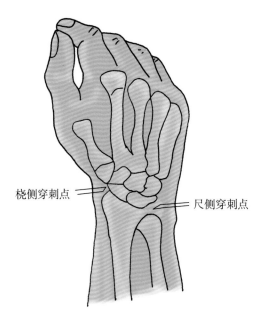

桡侧穿刺点   尺侧穿刺点

图 4-1-2   腕关节穿刺（注射）法（示意图）

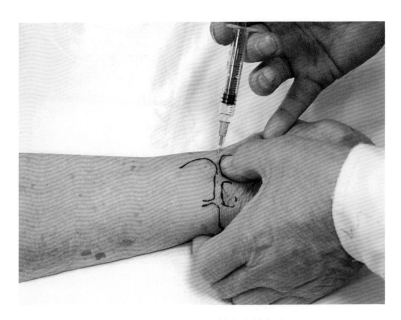

图 4-1-3   腕关节穿刺（注射）法

二、腱鞘囊肿

【病因及发病机制】　腕部是腱鞘囊肿的好发部位。肌腱腱鞘的纤维鞘和关节囊的纤维层等致密结缔组织都可发生腱鞘囊肿，原因尚不清楚，或可能与劳损、小创伤有关，引起结缔组织黏液样变（图 4-2-1、图 4-2-2）。

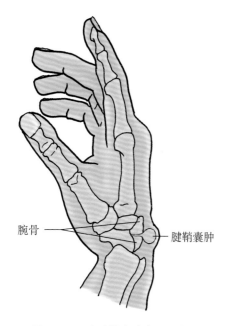
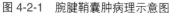
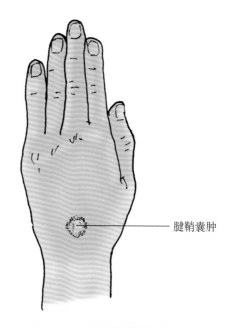

图 4-2-1 腕腱鞘囊肿病理示意图　　　　　　图 4-2-2 腕腱鞘囊肿病理示意图

【临床表现】 腱鞘囊肿腕部背侧更易发生。表现为圆形肿物，光滑，或为多房性，与皮肤无粘连，而与其下的组织紧密连接。可以无症状，或有酸胀感，对关节活动影响轻微。很少有明显疼痛者。

【注射治疗】 如有症状药物注射多能收到良好效果。

1. 药物：复方倍他米松 0.5 ml+1%～2%盐酸利多卡因 1.0～2.0 ml。吸入注射器备用。

2. 操作：在囊肿旁边刺入皮肤，然后将囊肿壁多方向刺破，再将药物注射到囊肿内（图 4-2-3）。拔出针头，用手按压、揉按囊肿使囊肿消失，然后用无菌小棉垫加压包扎 2～3 周。囊肿多可治愈。

【提示】 无症状不一定需要治疗。反复复发可手术切除。

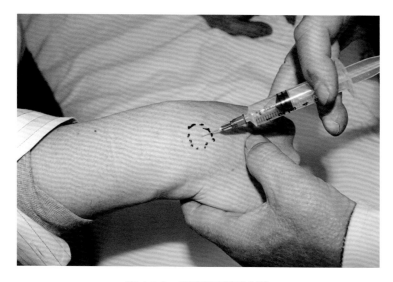

图 4-2-3 腕腱鞘囊肿注射法

三、腕凸症

本病体操、举重运动员易发生。

【局部解剖及发病机制】 腕长伸肌腱和腕短伸肌腱分别止于第2、3掌骨基底背侧。其近端又是第2、3掌腕关节处。损伤机制有二：①腕突然背伸，掌腕关节受到挤压撞击，或者经常反复腕背伸长期慢性挤压、撞击关节劳损致伤，引起骨关节病改变；②经常抗阻力牵扯致伤，引起腱止点末端病变化。最终皆有掌腕关节骨关节病改变（图4-3-1）。

【临床表现】 腕背伸支撑痛，用力伸腕痛（如网球反手用力举重提杠铃上翻动作）。检查：第2掌骨或第3掌骨基底背侧隆突、压痛，被动背伸痛，抗阻力伸腕痛。X线检查切线位像可见该掌腕关节呈鸟嘴样增生。

【注射治疗】

1.药物：复方倍他米松0.5 ml＋1％～2％盐酸利多卡因1.0 ml。吸入注射器备用。

2.操作：骨性隆起的背面肌腱止点表面注射，多数患者可减轻症状。有时被动背伸仍痛，可在掌腕关节内注射一半药物（图4-3-2、图4-3-3）。

【提示】 训练时和腕用力动作应使用坚强的护腕保护。

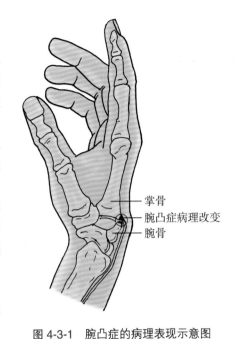

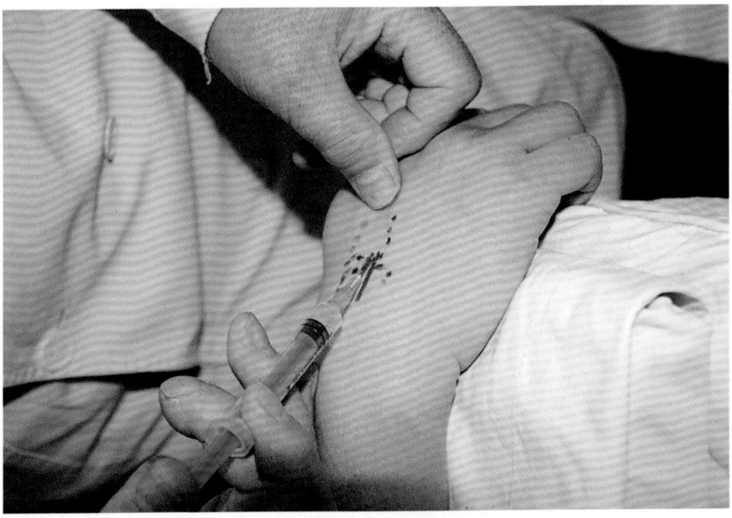

掌骨
腕凸症病理改变
腕骨

图 4-3-1　腕凸症的病理表现示意图

图 4-3-2　腕凸症腕伸肌腱止点注射法

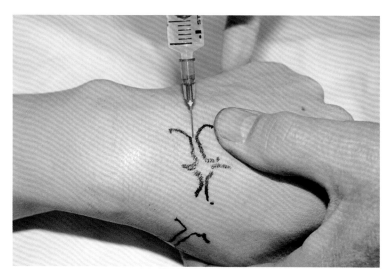

图 4-3-3　腕凸症掌腕关节注射法

四、腕软骨盘损伤及下尺桡关节损伤

本病多见于体操运动员。

【局部解剖】　腕软骨盘位于尺骨远端与三角骨之间，桡侧与桡骨关节软骨相连，尺侧固定于尺骨茎突基底的桡侧。掌、背侧有韧带固定于关节缘。它将桡腕关节和下尺桡关节隔开，有固定下尺桡关节限制前臂过度旋转的功能（图 4-4-1）。

【病因及发病机制】　本病多发生于腕支撑下旋转动作，或腕超范围旋转的动作。如各种腕背伸支撑旋转动作，女子高低杠悬垂转体。损伤程度多为软骨盘周围韧带的损伤，严重者可致软骨盘破裂。本病可以为一次急性损伤，也可以慢性劳损致伤。

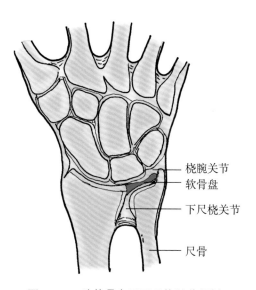

桡腕关节

软骨盘

下尺桡关节

尺骨

图 4-4-1　腕软骨盘及下尺桡关节解剖

【临床表现】 腕关节支撑痛，前臂旋转痛。检查：尺骨茎突基底背桡侧的关节隙压痛，尺骨茎突基底掌侧、桡侧的关节隙压痛，有时下尺桡关节隙的远侧压痛（图4-4-2），腕背伸痛，被动旋前、旋后痛，抗阻力旋前、旋后痛，抗阻力桡倾痛，尺侧挤压痛。如果软骨盘破裂可能有交锁或响声的症状。

【注射治疗】

1. 药物：视压痛点多少而定。原则上每个压痛点药物0.5 ml。如有三个压痛点，复方倍他米松0.5 ml＋1%～2%盐酸利多卡因1.0 ml即可。

2. 操作：用较细针头（如皮试5[#]针头）刺过皮肤达到软骨盘边缘韧带表面即注入药物0.5 ml。各压痛点依次类推（图4-4-3～图4-4-6）。2周后可重复注射。

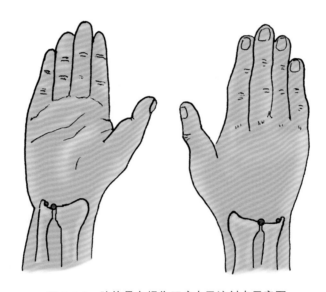

图4-4-2　腕软骨盘损伤压痛点及注射点示意图

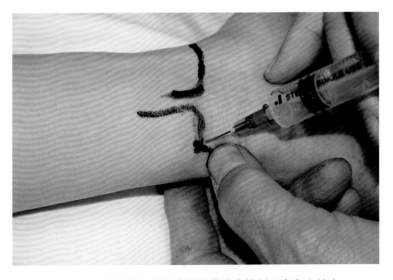

图4-4-3　腕软骨盘损伤掌侧尺骨茎突桡侧压痛点注射法

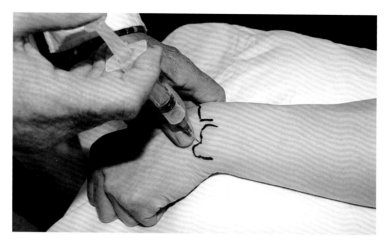

图 4-4-4　腕软骨盘损伤尺骨茎突背侧压痛点注射法

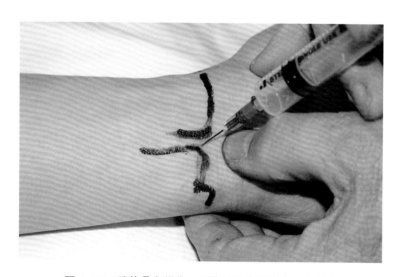

图 4-4-5　腕软骨盘损伤下尺桡关节掌侧压痛点注射法

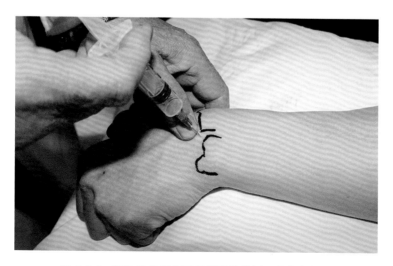

图 4-4-6　腕软骨盘损伤下尺桡关节背侧压痛点注射法

【提示】

1. 软骨盘破裂注射治疗效果差，主要治疗软骨盘周围韧带的损伤。
2. 治疗期间宜用腕支持带保护。损伤的急性期最好用石膏固定 3 周。
3. 陈旧伤配合按摩治疗也有效。症状明显者可手术切除软骨盘。

五、腕管卡压综合征

本病乒乓球运动员、摔跤运动员可发生。

【局部解剖】 腕管在腕关节的掌侧。其背侧及尺、桡两侧在掌侧形成一个骨凹。桡侧掌面的大多角骨嵴与舟骨结节和尺侧掌面钩状骨的钩与豆骨明显突出形成两个侧壁。腕横韧带横架于其上面，构成一个背侧及两侧是骨、掌面是韧带的管道，此即腕管。其间通过 9 条肌腱（指浅、深屈肌各 4 条和拇长屈肌）和正中神经（图 4-5-1）。

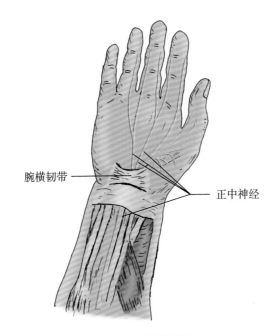

腕横韧带

正中神经

图 4-5-1　腕管解剖

【病因及发病机制】 各种因素如引起腕管狭窄（骨折脱位、囊肿等），腕管内炎症如肌腱腱鞘发炎增厚、劳损、类风湿等引起腕管横截面面积相对变小，则正中神经受压引发症状。

【临床表现】 拇、示、中指麻木，疼痛，偶有拇指活动失利。检查：拇、示、中指掌面痛觉减退，大鱼际肌萎缩，腕管部压迫正中神经麻木加重，Tinel 征（＋），Phalen 试验（＋）、止血带试验（＋）。

【注射治疗】 发病早期注射治疗有效。

1. 药物：复方倍他米松 0.5 ml＋1%～2% 盐酸利多卡因 1.5 ml。吸入注射器备用。
2. 操作：自腕管近端（相当腕掌侧横纹处）30° 斜向远端刺入腕管内注入药物（图 4-5-2）。2 周后可重复注射。

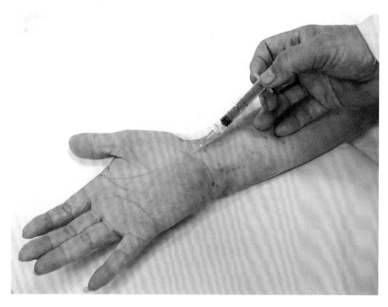

图 4-5-2 腕管注射法

【提示】 腕管内肌腱多，注射有阻力时即刺入了肌腱，应退出针头，改变注射方向。若有串麻说明刺到神经，改变针头深度后再注射。治疗无效应手术松解。

六、腕尺管卡压综合征

本病易发生于自行车运动员。

【局部解剖】 豌豆骨和钩骨间有一凹陷。两骨突间有尺侧腕屈肌腱的扩张部横跨成豆钩韧带从而形成一个骨纤维管，称为腕尺管（Guyon 管）。尺神经分支和血管通过腕尺管（图4-6-1）。

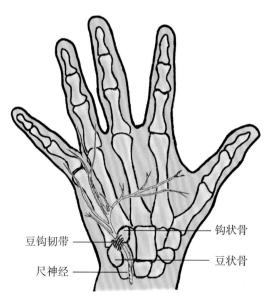

豆钩韧带
钩状骨
尺神经
豆状骨

图 4-6-1 腕尺管解剖

【病因及发病机制】 任何原因引起尺管狭窄均可出现症状。如劳损致肌腱的扩张部纤维增厚、腱鞘囊肿、血管瘤、脂肪瘤等。

【临床表现】 小鱼际肌及骨间肌肌力弱，手尺侧尺神经掌侧支配区感觉减退，Tinel 征（+）。

【注射治疗】

1.药物：复方倍他米松 0.25 ml+1%~2%盐酸利多卡因 0.5 ml。吸入注射器备用。

2.操作：5#针头注入腕尺管。刺入时如有串麻说明刺入神经内，需改变针头位置，注射时应无明显阻力（图 4-6-2）。

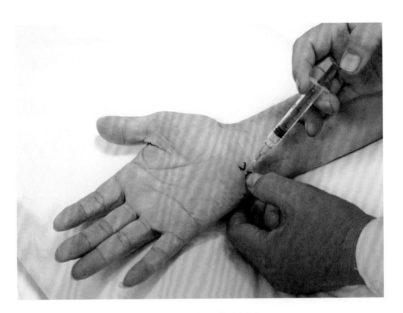

图 4-6-2　腕尺管注射法

【提示】 肌腱的扩张部纤维增厚者或腱鞘囊肿者注射效果差。保守治疗无效应手术松解。

七、掌腕关节炎

【局部解剖】 第一掌腕关节由大多角骨和第一掌骨组成。此关节为鞍状关节面，可以做伸屈、内收、外展、回旋多方向的运动（图 4-7-1）。第二至第五掌腕关节是微动关节。其中第五掌腕关节活动度较大，有利于对掌功能。

【病因及发病机制】 第一掌腕关节使用较多易于劳损，受外力时由于关节活动度大易致创伤性滑膜炎、关节炎。而第二至第五掌腕关节多因手背伸支撑创伤性骨关节炎或风湿性关节炎、类风湿关节炎等原因所致。

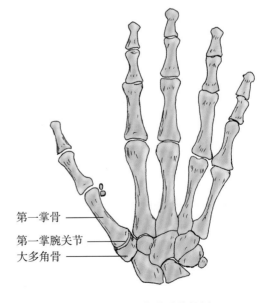

第一掌骨
第一掌腕关节
大多角骨

图 4-7-1　第一掌腕关节解剖

【**临床表现**】　关节活动痛，活动范围受限。检查：关节肿胀、压痛，活动范围受限，疼痛。

【**注射治疗**】

1. 药物：复方倍他米松 0.25 ml＋1％～2％盐酸利多卡因 0.25 ml。吸入注射器备用。

2. 操作：第一掌腕关节用 5 # 针头在关节背侧侧方刺入关节（位置在拇伸长、短肌腱之间），注入药物（图 4-7-2）。第二至第五掌腕关节应在罹患关节背侧刺入（图 4-7-3）。

【**提示**】　一个疗程 1～2 次即可，不宜反复注射。

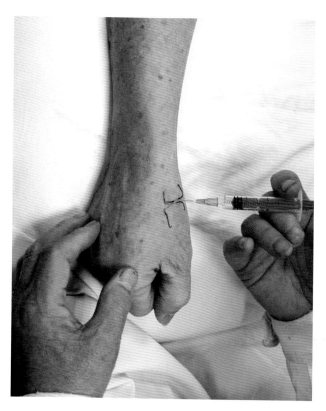

图 4-7-2　第一掌腕关节注射法

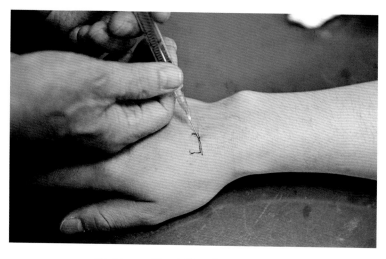

图 4-7-3　第二至第五掌腕关节注射法

八、掌指关节挫伤及侧副韧带损伤

本病多发生于摔跤、篮球、排球运动员。

【局部解剖】 掌指关节尺、桡侧有侧副韧带连接，内有关节囊滑膜包绕关节。侧副韧带可防止关节过度侧翻。拇掌指关节侧副韧带较紧，防止侧翻明显。第二至第五掌指关节侧副韧带较松弛，侧方活动度较大，可以允许手指分展、并指（图4-8-1）。

【病因及发病机制】 手指侧方受到暴力将损伤侧副韧带，甚或伤及关节的关节囊滑膜。

【临床表现】 关节肿胀、疼痛，往往一侧较明显。检查：关节肿胀，患侧明显。伤侧压痛，侧扳疼痛，但不松弛、无开口感。如有松弛、开口感是为韧带断裂。

【注射治疗】

1. 药物：复方倍他米松0.25 ml＋1%～2%盐酸利多卡因0.5 ml。吸入注射器备用。

2. 操作：找到韧带压痛点，用5#针头刺入到达压痛点骨面稍退后即可注入半量药物。如关节肿胀，找到关节间隙注入另一半药物（图4-8-2～图4-8-4）。

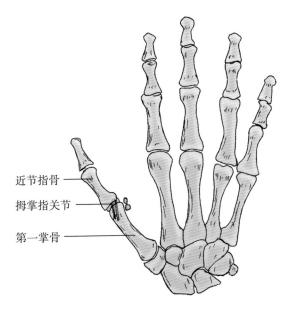

近节指骨
拇掌指关节
第一掌骨

图 4-8-1　拇掌指关节解剖

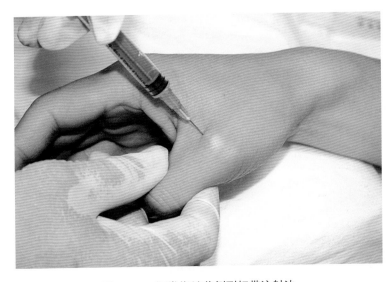

图 4-8-2　拇掌指关节侧副韧带注射法

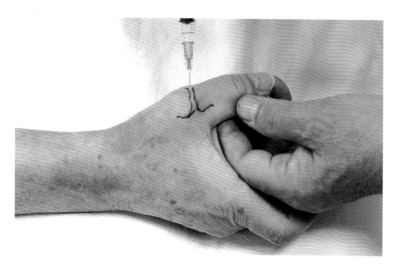

图 4-8-3　拇掌指关节内注射法

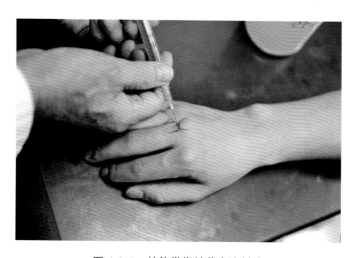

图 4-8-4　其他掌指关节内注射法

【提示】　如关节肿胀、压痛明显即有关节挫伤，可用同样药量注入关节内（于关节背侧的两侧刺入）。注射治疗只针对韧带拉伤和关节挫伤。韧带断裂不宜注射，应固定或手术治疗。

九、指间关节挫伤及侧副韧带损伤

本病多发生于摔跤、篮球、排球运动员。可发生在任何指间关节，以示、中、环指的近侧指间关节易发生。

【局部解剖及发病机制】　各指骨间的尺、桡侧有侧副韧带连接，限制关节过度侧方活动（图 4-9-1）。当受到侧方暴力时可致伤。

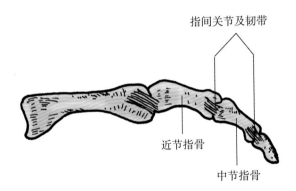

指间关节及韧带

近节指骨

中节指骨

图 4-9-1   指间关节解剖

【临床表现】   关节疼痛、肿胀，一侧明显。检查：伤侧压痛明显。侧扳痛，但不松弛，无开口感，为韧带损伤。如关节肿胀明显应诊为创伤性滑膜炎。

【注射治疗】

1.药物：复方倍他米松 0.25 ml + 1% ~ 2% 盐酸利多卡因 0.25 ml。吸入注射器备用。

2.操作：

（1）关节不肿，压痛，仅限于韧带损伤，找到韧带压痛点，用 5 # 针头刺到韧带表面注入半量药物（图 4-9-2）。

（2）如为关节滑膜炎应再将药物余量注入关节内（图 4-9-3）。

【提示】   侧扳松弛、开口感为韧带断裂，不宜注射治疗。急性期应固定治疗。

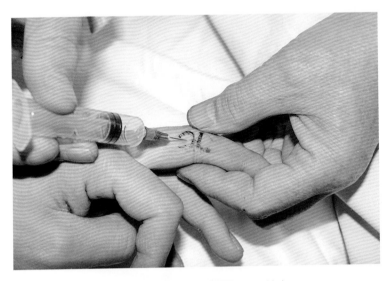

图 4-9-2   指间关节侧副韧带注射法

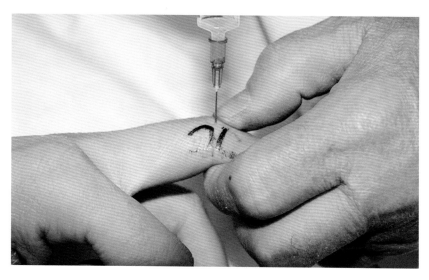

图 4-9-3 指间关节内注射法

十、腕和手背侧创伤性肌腱腱鞘炎

【局部解剖】 腕背侧有 6 个骨性纤维鞘管，内有肌腱走行，自桡侧至尺侧分别走行排列如下：①拇外展长肌腱和拇短伸肌腱（桡骨茎突腱鞘内）；②桡侧腕伸长、短肌腱；③拇长伸肌腱；④指总伸肌腱和固有伸示指肌腱；⑤固有伸小指肌腱；⑥尺侧腕伸肌腱。各肌腱有腱鞘包绕。其纤维鞘位于桡骨背侧，其下的滑液鞘向远侧延伸可达掌骨基底附近（图 4-10-1）。

【病因及发病机制】 多为长期慢性劳损引起腱鞘慢性炎性反应，充血、水肿、肥厚，长期腱鞘纤维化，增厚，甚至狭窄，肌腱增生呈梭形。

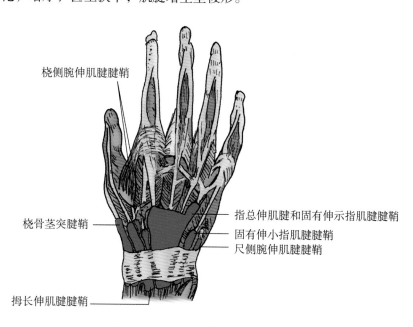

桡侧腕伸肌腱腱鞘

桡骨茎突腱鞘

拇长伸肌腱腱鞘

指总伸肌腱和固有伸示指肌腱腱鞘
固有伸小指肌腱腱鞘
尺侧腕伸肌腱腱鞘

图 4-10-1 腕和手背侧肌腱腱鞘解剖

（一）桡骨茎突腱鞘炎（De Quervain 病）

桡骨茎突腱鞘包含拇外展长肌腱和拇短伸肌腱两个腱鞘，其在桡骨茎突桡背侧。小口径步枪托枪动作、举重锁杠动作、家务劳动等皆可引起该病。

【临床表现】 腕部桡侧桡骨茎突处拇指周围疼痛，可向前臂、肩部放射，拇指活动受限，疼痛，或有交锁症状。检查：桡骨茎突处压痛，轻度肿胀，Finkelstein 征（＋）（患手 2~4 指握拇指，检查者握患手使腕尺侧倾时桡骨茎突处锐痛）。

【注射治疗】

1. 药物：复方倍他米松 0.5 ml＋1%~2% 盐酸利多卡因 1.5 ml。吸入注射器备用。

2. 操作：触到桡侧桡骨茎突部的肌腱，针头由桡骨茎突的远端斜向近端刺入到桡侧桡骨茎突表面腱鞘内，注入药物。此处两条肌腱常各有一个腱鞘，因此有时需分别注入药物各一半。注射时注意针头的斜面宜向下，针的方向与肌腱呈 30°。这样容易将药物注入腱鞘与肌腱之间（图 4-10-2、图 4-10-3）。

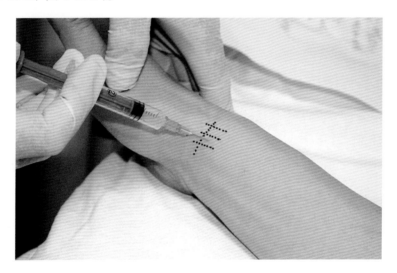

图 4-10-2 拇外展长肌腱腱鞘注射

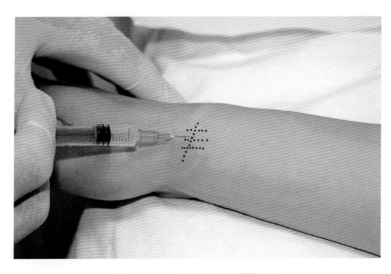

图 4-10-3 拇短伸肌腱腱鞘注射

【提示】 注射时有阻力不应推药，针稍退后再推药。若发现皮下出现圆形隆起，说明针头未达到腱鞘内而在皮下，应再进针。验证是否药物在腱鞘内：注射时药物沿肌腱方向呈条状隆起即为正确。2周后可重复。

按摩治疗也有效果，可以和注射治疗相配合。注射无效有交锁症状者应手术切开腱鞘松解。

（二）桡侧伸腕长、短肌腱腱鞘炎

【病因及发病机制】 用力伸腕或腕背伸支撑可致伤。如举重时提杠铃翻腕、体操运动时手腕支撑等动作。

【临床表现】 用力伸腕痛，腕支撑疼痛。检查：桡骨背侧桡侧伸腕肌腱处压痛，抗阻伸腕痛。有时可有肿胀。

【注射治疗】

（1）药物：复方倍他米松0.5 ml＋1%~2%盐酸利多卡因1.0 ml。吸入注射器备用。

（2）操作：桡骨远端背侧可触到压痛的肌腱。针头斜面向下，沿肌腱方向斜下刺过皮肤、皮下，穿过腱鞘到达肌腱表面注射药物（图4-10-4）。

【提示】 桡侧伸腕肌腱有两条，注射时应注意分开注射。

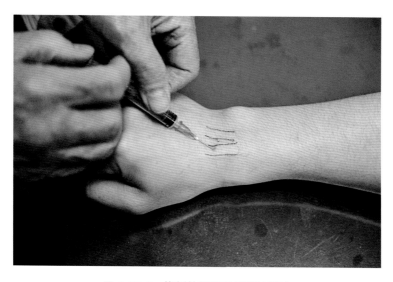

图 4-10-4　桡侧伸腕长肌腱鞘注射法

（三）拇长伸肌腱腱鞘炎

拇长伸肌腱在桡骨背侧桡骨结节的尺侧。该肌腱自桡骨结节尺侧绕过走向手背桡侧，止于拇指末节背侧近端，功能为伸拇指末节。在桡骨结节处通过腱鞘。

【病因及发病机制】 拇指反复伸屈、牵拉磨损可引起慢性炎症，肿胀增厚。举重运动员拇指锁杠动作以及鼓手易患此症。

【临床表现】　桡骨远端背侧疼痛，可向前臂及拇指放射，拇指伸屈疼痛。检查：桡骨结节尺侧压痛。可有轻度肿胀。抗阻力伸拇指疼痛。

【注射治疗】

1.药物：复方倍他米松 0.5 ml＋1%～2%盐酸利多卡因 1.0 ml。吸入注射器备用。

2.操作：找到桡骨结节尺侧压痛点，针头斜面向下，沿肌腱方向斜向刺过皮肤、皮下，穿过腱鞘达到肌腱表面注射药物（图 4-10-5）。

【提示】　此处较为狭窄，很易刺入肌腱内，应予注意。

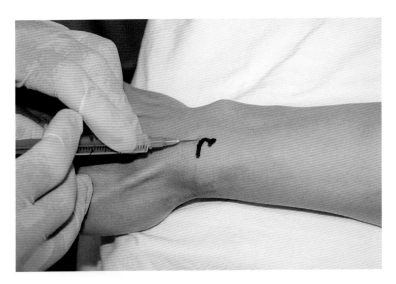

图 4-10-5　拇长伸肌腱腱鞘注射法

（四）背侧指总伸肌腱腱鞘炎

本病体操运动员、举重运动员易发生。

【临床表现】　背伸支撑、抗阻力背伸和倒立时腕背侧疼痛。检查：腕背侧中央纵行肿胀，肿胀的滑液鞘可至远侧腕骨、掌骨近端背侧。桡骨远端背侧压痛，或有吱喳音，抗阻力伸腕、伸指痛。

【注射治疗】

1.药物：复方倍他米松 0.5 ml＋1%～2%盐酸利多卡因 1.5 ml。吸入注射器备用。

2.操作：在腕关节背侧中央压痛的远端，即纤维鞘的远端相当滑液鞘处，针头由远端向近端斜行刺入腱鞘内，注入药物（图 4-10-6）。2 周后可重复。

【提示】　伸指肌腱腱鞘的滑液鞘向远端延伸较远，可达掌骨的近端。腱鞘炎时可见滑液鞘的肿胀范围远出于纤维鞘，注射时应予注意。

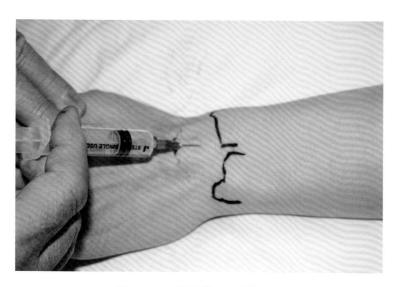

图 4-10-6　指总伸肌腱腱鞘注射

（五）尺侧伸腕肌腱腱鞘炎

【临床表现】　在腕背侧尺骨茎突的桡侧压痛，抗阻伸腕痛。

【注射治疗】

1.药物：复方倍他米松 0.5 ml＋1%～2% 盐酸利多卡因 1.5 ml。吸入注射器备用。

2.操作：腕背侧尺骨茎突的桡侧触到纵行肌腱，针头由远端向近端斜行刺入腱鞘内，注入药物。

【提示】　注射时有阻力说明针头在肌腱内，应稍退针头再推药物。沿肌腱方向有条状隆起即说明注入到了腱鞘内。

十一、指屈肌腱腱鞘炎

此症拇长屈肌腱和第二至第五指的指屈肌腱皆可发生。中国式摔跤、柔道运动员以及手工劳动者、妇女产后易患此症。

【局部解剖】　手的掌侧各自掌骨头处有一个腱鞘延伸至末节指骨基底，掌骨头处有一坚韧的骨性纤维鞘，第二至五指腱鞘内包含指深、浅屈肌腱；拇长屈肌腱鞘也有类似的结构。第一掌骨头掌侧的两旁各有一籽骨，其上横架一横韧带构成一隧道，拇长屈肌腱通过此隧道止于末节指骨。掌骨头处是腱鞘炎的发病部位（图 4-11-1）。经常使用劳损致伤。

【临床表现】　掌骨头的掌侧疼痛并向远端放射，腱鞘狭窄时则有交锁、弹响。检查：掌骨头掌侧压痛，有时可触到结节，随指的伸屈移动。抗阻力屈指痛，指过度背伸痛。

【注射治疗】

1.药物：复方倍他米松 0.5 ml＋1%～2%盐酸利多卡因 1.5 ml。吸入注射器备用。

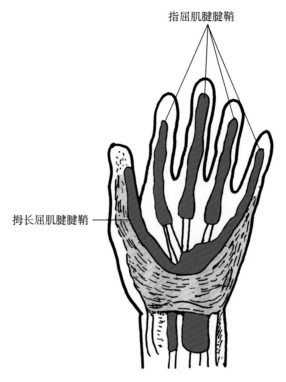

图 4-11-1　指屈肌腱及腱鞘解剖

2.操作：较好的进针位置宜在近侧指骨的掌面，针头斜面向下，针刺方向斜向近端，针与肌腱成30°，穿过皮肤、皮下针头触到硬处即达腱鞘内肌腱的表面，稍退即可推药。推药时患者会感到药物向指的远端流动。术者也可看到指的掌面纵行隆起变粗，即为操作正确（图 4-11-2、图 4-11-3 ）。

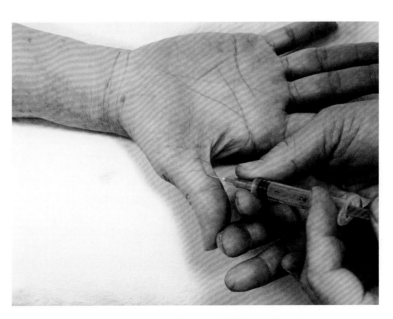

图 4-11-2　拇长屈肌腱腱鞘注射法

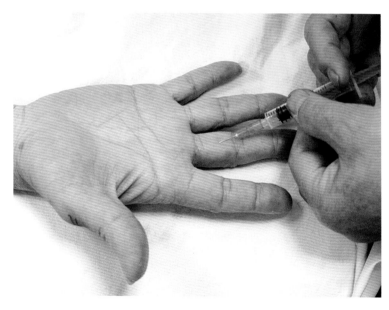

图 4-11-3　指屈肌腱腱鞘注射法

【提示】

1. 有的医者喜欢在掌骨头处进针。此处胼胝较厚韧，患者会很疼痛，而且术者手感差，也易注射到腱鞘外面。

2. 按摩也有效，可配合进行。

3. 严重的病例注射无效可手术切开松解。

十二、腕屈肌腱腱围炎

【局部解剖】　腕屈肌肌腱有两条，即桡侧腕屈肌肌腱和尺侧腕屈肌肌腱。这两条肌腱没有腱鞘，只有腱围包绕。

桡侧腕屈肌肌腱止于第二掌骨基底掌面，部分肌腱止于第三掌骨基底掌面。其功能是屈腕和使腕桡倾。

尺侧腕屈肌肌腱止于豌豆骨，部分腱纤维至于钩骨和第五掌骨，其功能是屈腕和使腕尺侧倾斜（图 4-12-1）。

【临床表现】　经常打高尔夫球易致伤。受伤肌腱的腕处疼痛、压痛。急性损伤时会突然严重疼痛、失力。抗阻力屈腕疼痛，抗阻力伤侧倾腕疼痛，被动背伸腕疼痛。向相反方向被动倾斜疼痛（如尺侧腕屈肌肌腱受伤，桡侧倾疼痛）。

【注射治疗】

1. 药物：复方倍他米松 0.5 ml＋1%～2% 盐酸利多卡因 1.5 ml。吸入注射器备用。

2. 操作：臂外展手背置于毛巾上，手掌面向上，轻度屈腕。医者拇指触到伤腱的压痛点。充分消毒。拇指消毒后再确定肌腱的压痛点，注射针头斜向压痛点，到达肌腱痛点的表面，回抽无回血，推药无阻力即可推药（图 4-12-2、图 4-12-3）。

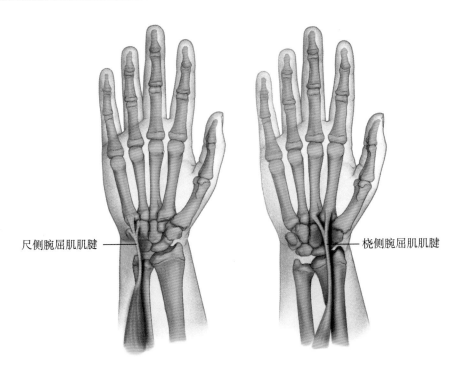

尺侧腕屈肌肌腱 ———————— 桡侧腕屈肌肌腱

图 4-12-1 腕屈肌肌腱解剖

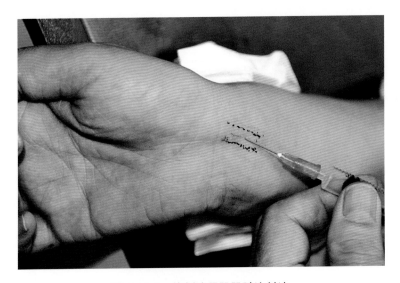

图 4-12-2 桡侧腕屈肌肌腱注射法

【提示】
1.药物不要注入肌腱内，只注射到腱围与肌腱之间。注射到肌腱内会引起肌腱坏死断裂。
2.已有肌腱断裂时不应注射治疗，应手术修复。

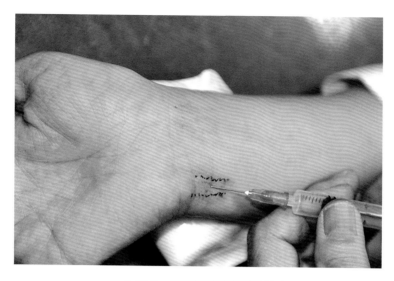

图 4-12-3　尺侧腕屈肌肌腱注射法

十三、掌腱膜挛缩症

掌腱膜挛缩症又称为 Dupuytren 挛缩，发生在手掌部位。

【局部解剖】　掌腱膜位于手的掌侧，在手掌皮下与手的屈指肌肌腱之间。其功能是对覆盖其表面的皮肤提供有力的支持，保护其下的肌腱，并协助手的抓握功能（图 4-13-1）。

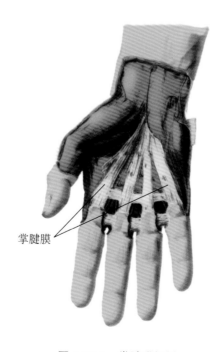

掌腱膜

图 4-13-1　掌腱膜解剖

【病因与发病机制】掌腱膜是一层薄而柔软的组织。本病发病原因不明，有人认为与遗传有关，或与糖尿病、酒精中毒有关。发病后掌腱膜沿屈指肌肌腱方向明显增厚，出现结节、挛缩，进而与皮肤粘连，妨碍手的伸展。病情再进展，掌腱膜与指屈肌腱腱鞘粘连、挛缩使伸指受限。

【临床表现】 发病手屈曲，不能伸直，手掌皮肤出现结节，硬韧似老茧，失去弹性。晚期尤其环指和小指更易受累，挛缩呈半屈位，主动、被动皆不能伸直。

【注射治疗】

1. 药物：复方倍他米松 1.0 ml＋2% 盐酸利多卡因 3~5 ml。吸入注射器备用。

2. 操作：手掌结节及周围充分消毒。针头自结节旁皮肤刺入皮下直达结节边缘注入一部分药物。应无明显阻力。其余药物应分多点注射。注射毕，拔出针头无菌敷料覆盖、加压止血（图 4-13-2）。

【提示】 严重晚期的病例或注射无效，应手术切除。

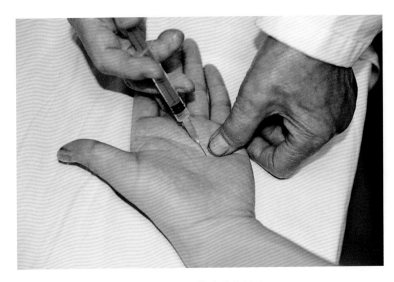

图 4-13-2 掌腱膜注射法

第五章　下颌关节及躯干部损伤

一、颞下颌关节炎

【局部解剖】　颞下颌关节是由颞骨下颌关节窝和下颌骨的髁状突组成。其间有一纤维软骨盘。开口时关节间隙增大（图 5-1-1 ）。

【发病机制】　过度使用或突然暴力会引起炎症反应，关节软骨或软骨盘也可损伤。

【临床表现】　开口或咀嚼动作时疼痛。如软骨盘破裂还可出现交锁弹响症状。检查：颞下颌关节压痛或有轻度肿胀。关节开合动作时疼痛，有时可触到弹响。

【注射治疗】

1. 药物：复方倍他米松 0.3 ml+1％～2％盐酸利多卡因 0.5 ml。吸入注射器备用。

2. 操作：令患者张开口，医者用一指找到关节凹陷处，用 5# 针头号垂直刺入关节注入药物（图 5-1-2 ）。2 周后可重复注射。

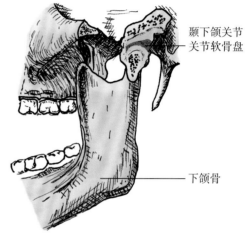

颞下颌关节
关节软骨盘

下颌骨

图 5-1-1　颞下颌关节解剖

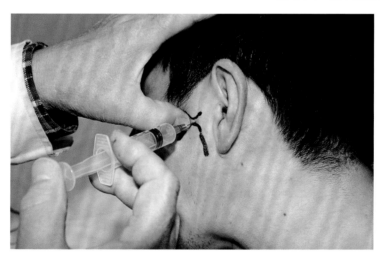

图 5-1-2　颞下颌关节注射法

【提示】　注射时不应将药物注入软骨盘内，否则会引起软骨盘变性，导致软骨盘破裂。故注射时如有阻力应退出针头改变注射方向。按摩治疗也有效。如交锁频繁，疼痛明显，保守治疗无效，可手术摘除软骨盘。

二、颈椎小关节病

【局部解剖及生理】 颈椎有 7 节，除第 1、2 颈椎外其下 2~7 颈椎的关节面比胸腰椎关节面较平滑。其前向后的倾斜角约 40° 左右。位置靠近棘突旁（图 5-2-1）。

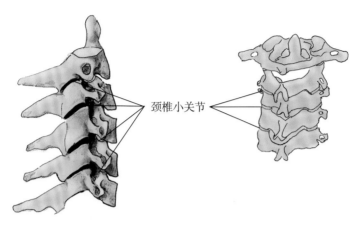

颈椎小关节

图 5-2-1 颈椎小关节解剖

【发病机制】 急性的"落枕"（如睡眠姿势不当）、扭伤致创伤性滑膜炎，另外颈椎的骨关节病、类风湿性关节炎等皆可出现小关节症状。

【临床表现】 颈部疼痛，甚至向侧方放射。检查：颈部僵硬，各方向活动明显受限。肌肉痉挛，棘突侧方压痛。甚至轴向压痛（＋）。

【注射治疗】

1.药物：复方倍他米松 0.3~0.5 ml+1% ~2% 盐酸利多卡因 0.5 ml。吸入注射器备用。

2.操作：患者头屈曲，偏向健侧。找到颈棘突旁压痛点（与棘突水平平行），针头向头端斜约 40° 角刺入，达骨面，回抽无脑脊液，确保针头不在椎管内（鞘内）。然后针头轻轻向前滑动，感到有软组织硬韧感，刺入，回抽无脑脊液，注入药物（图 5-2-2）。

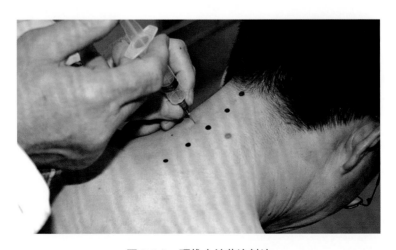

图 5-2-2 颈椎小关节注射法

【提示】 颈部注射有一定的危险性。关键是进针不要紧靠棘突或斜向脊柱中央，保证不要进入椎管内就可避免危险。针头刺到椎板骨面就避免了进入椎管内。注射时药物应缓缓推进，如患者有串麻感，应立即停止注射，退出针头再改变进针位置。注射后若患者出现头晕等不适症状应停止注射，令患者平卧。如情况严重，必要时可静脉推入肾上腺素 0.5mg + 5% 葡萄糖 10.0 ml，或采用其他相应的急救措施。

三、颈后部肌肉筋膜炎

【局部解剖及生理】 颈后肌群由多个肌肉组成一个共同体，起到稳定和活动头颈的功能。浅层有斜方肌分别起源于项韧带颈椎棘突、胸椎棘突，分别至于肩胛骨上缘、肩胛骨内侧缘和肩胛冈内侧端。深层有头夹肌、颈夹肌、头半棘肌等主要起于项韧带和上段胸椎棘突连接于枕骨上项线，而颈夹肌止于第 2、3 颈椎横突。颈后肌群协同头颈伸展及旋转、侧倾功能（图 5-3-1）。

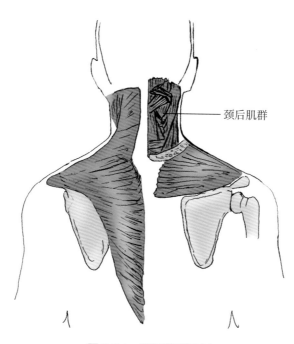

颈后肌群

图 5-3-1 颈后肌群解剖

【病因及发病机制】 颈部受到急性扭挫伤或撞击伤可以引起急性疼痛症状和功能障碍；而更多的是长期的微细小创伤，如长时间肩部负重、低头、侧向扭头等引发肌肉筋膜炎。

【临床表现】 后颈侧疼痛，颈伸屈、扭转或侧倾因疼痛受限，或可牵扯到同侧肩部、枕部引起疼痛。检查有局部压痛，可以触到肌肉僵硬和紧张的条索，按压时可能出现放射样疼痛。

【注射方法】

1. 药物：复方倍他米松 0.5 ml + 1%~2% 盐酸利多卡因 2~3 ml。吸入注射器备用。

2. 操作：患者坐位，颈部放松。术者从后侧触压找到压痛点，并以拇指的力度探查疼痛肌肉的深度，以鉴别伤病的肌肉。注射针头垂直刺入，注入药物（图 5-3-2）。

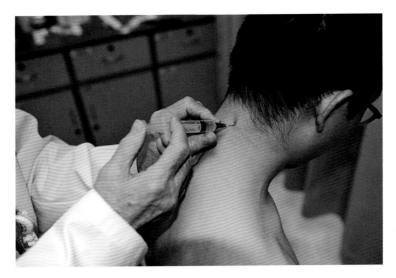

图 5-3-2　颈后肌肉注射法

【提示】

1. 颈后注射部位深层邻近椎管和神经，如果针头进入过深，药物注入椎管可以引起致命危险，应特别注意。所以推药物过程中应随时询问患者的感觉和反应。

2. 颈夹肌横突止点注射时，先用拇指触到有压痛的骨性横突，然后针头确实触及横突外后侧骨面再推进药物。应注意避免针头向内或向上、向下进针，以免伤及穿过横突孔的椎动脉。

四、胸锁乳突肌筋膜炎

【局部解剖】胸锁乳突肌起自锁骨内侧 1/3 和胸骨柄前面，止于颞骨乳突和枕骨。其功能是仰头和使头转向对侧（图 5-4-1）。

【病因及发病机制】长时间头的屈伸和横向运动可引发症状。长时间斜躺看书、看电视也可致劳损。睡眠姿势不良也可引起肌筋膜炎症状。

【临床表现】患侧肌肉疼痛不适，头横向转动疼痛。检查：患侧胸锁乳突肌压痛、硬韧，被动旋转牵拉痛。压痛点可以在肌肉的任何一点。

【注射治疗】

1. 药物：复方倍他米松 0.5 ml＋1%～2% 盐酸利多卡因 3～5 ml。吸入注射器备用。

2. 操作：找到压痛点，针头刺过皮肤、皮下，穿过深筋膜到达肌肉回抽无回血即可注入药物（图 5-4-2）。2 周后可重复注射。

【提示】 胸锁乳突肌下有重要的血管、神经，注射时不要刺入太深穿过胸锁乳突肌，以免伤及其下的血管、神经。

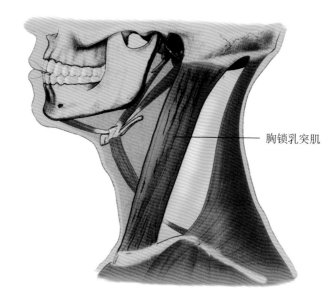

图 5-4-1 胸锁乳突肌解剖

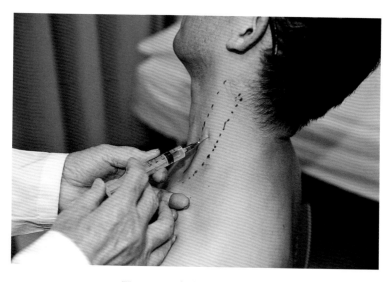

图 5-4-2 胸锁乳突肌注射法

五、颈丛卡压综合征

【局部解剖及生理】 颈丛由 1~4 颈神经组成，在前斜角肌、中斜角肌起始部下行，相当于胸锁乳突肌中点稍上方穿过和经由前、中斜角肌间浅出。其分支有枕小神经、耳大神经、锁骨上神经、颈横神经、膈神经，分别支配相应的感觉和肌肉。锁骨上神经及颈 3、4 神经周围尚有多个淋巴结（图 5-5-1）。

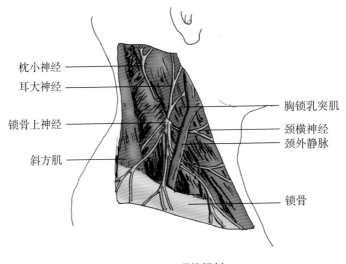

图 5-5-1　颈丛解剖

枕小神经
耳大神经
锁骨上神经
斜方肌
胸锁乳突肌
颈横神经
颈外静脉
锁骨

【发病机制】　颈丛穿过前、中斜角肌的起始部的肌肉肥大、痉挛或周围的淋巴结均可压迫刺激颈丛产生症状。

【临床表现】　老年男性较多发生。主要症状表现为颈肩部不适，眼部不适、胀痛、干涩感，耳鸣、耳周痛。检查：耳周颈侧方痛觉减低，或可累及到锁骨部和肩背部。颈侧方胸锁乳突肌后侧与颈外静脉交界上方常有明显的压痛点。

【注射治疗】

1. 药物：复方倍他米松 0.5 ml＋1% 盐酸利多卡因 2.0～3.0 ml。吸入注射器备用。

2. 操作：找到压痛点，压痛点常在颈椎横突或其外侧的斜角肌处，胸锁乳突肌后缘。针头刺入到达横突或斜角肌水平，回抽无回血和脑脊液。如有回血要改变穿刺方向，回抽无血液即可缓慢注入药物（图 5-5-2）。

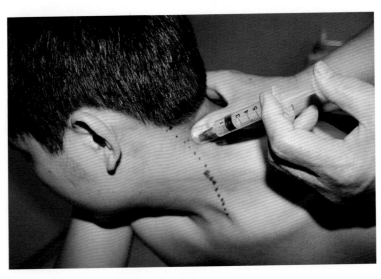

图 5-5-2　颈丛卡压注射法

【提示】　边注射边注意患者的反应。如有不适要立即停止注射。如发现回抽有脑脊液应停止此次注射治疗。注射体位可以坐位也可以健侧卧位。注射入路宜在颈的侧后方。

六、枕大神经卡压综合征

【局部解剖及生理】　枕大神经由颈 2 神经后支的内侧支发出，向后内上穿过半棘肌在斜方肌下潜行后大约在斜方肌止点外缘穿过其肌筋膜达颈部皮下，支配颅顶部感觉（图 5-6-1）。

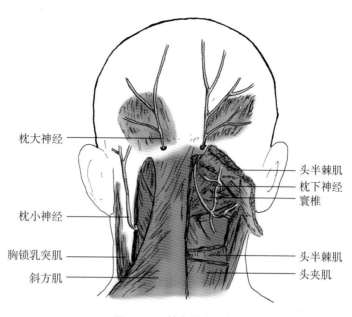

图 5-6-1　枕大神经解剖

【病因及发病机制】　经常头固定一姿势致斜方肌紧张是发病的主要原因；肌肉扭伤引起肌肉痉挛、肿胀、充血、出血等炎性反应刺激、卡压枕大神经引发症状。

【临床表现】　头后颈部不适，麻木感，头晕、头胀，低头时症状加重。检查：颈后上部枕骨粗隆下 2 mm 外开 2~4 mm 枕骨缘，相当风池穴的内上方有明显的压痛点，颈外侧也可查到压痛点。

【注射治疗】

1.药物：复方倍他米松 0.5 ml+1%~2%盐酸利多卡因 4.0 ml。吸入注射器备用。

2.操作：找到压痛点注射，针头穿过皮肤、皮下，再穿过深筋膜达到骨面即可注入药物。在穿刺过程中周围软组织中也注入部分药物（图 5-6-2）。

【提示】　进针时有串麻感，可能刺到了神经，应改变方向再注射。

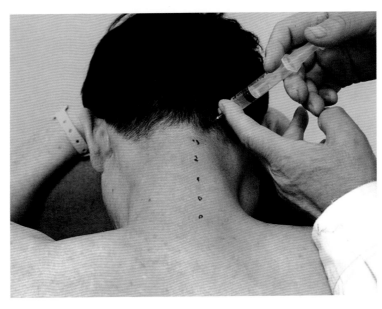

图 5-6-2　枕大神经卡压注射法

七、胸廓出口综合征（斜角肌综合征）

【局部解剖】　颈前斜角肌起自颈椎 3~6 横突的结节，止于第 1 肋骨；中斜角肌起自颈椎 2~7 的横突结节，止于第 1 肋骨。前、中斜角肌束可有交叉。小斜角肌起自颈椎的第 6、7 横突结节，止于中斜角肌的肋骨止点处。其前缘为腱性组织，与第 1 肋骨成 13° 角，若弓弦状。T1 或 C8、T1 神经根合成下干处从小斜角肌起始部的腱性部跨过并与之接触。臂丛神经由 C5~T1 神经组成，在斜角肌间或斜角肌束间穿出（图 5-7-1）。

【病因及发病机制】　任何原因引起的斜角肌收缩、紧张、痉挛、挛缩皆可压迫刺激臂丛神经引起症状。第 7 颈椎横突过长可将小斜角肌推向外侧压迫臂丛下干引起紧张也可出现症状。

【临床表现】

1. 臂丛上干受压：颈肩部疼痛不适，肩外展、屈肘肌力减退。肩外侧及前臂桡侧，有时拇指的痛觉改变。

2. 臂丛下干受压：有前臂内侧皮神经、尺神经和部分正中神经损伤的症状。手麻、手部无力。检查：手尺侧及前臂内侧痛觉减退，手握力下降，甚至可出现手内在肌萎缩，爪形手。

3. 全臂丛受压：表现为全臂丛受损症状。

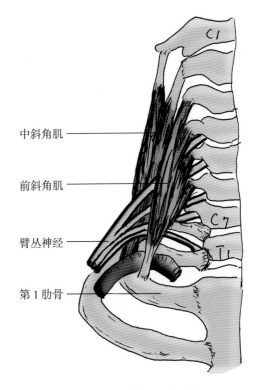

图 5-7-1　胸廓出口解剖

【注射治疗】

1. 药物：复方倍他米松 0.5 ml+1%~2% 盐酸利多卡因 2.0 ml。吸入注射器备用。

2. 操作：在颈横突外侧、胸锁乳突肌后侧找到压痛点，针头穿过皮肤、皮下，到达横突附近注入药物。体位可取坐位或健侧卧位，针自侧后方刺入（图 5-7-2）。

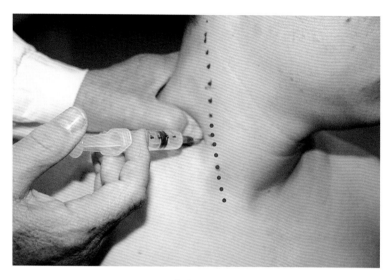

图 5-7-2 胸廓出口卡压注射法

【提示】

1. 应确诊除外是否颈椎病颈间盘突出症引起的神经症状，有时需要摄 X 线片、CT 或 MRI 排除颈椎病颈间盘突出症。或者两者同时存在。局部注射也是鉴别方法之一。注射后症状消失说明是斜角肌综合征，无效时应仔细检查是否是其他颈部疾患。

2. 压痛点不恒定要仔细寻找。

3. 局部注射治疗只是治疗方法之一，注射无效时要考虑是否手术治疗。

【警告】 颈部注射不当可能发生危险，甚至出现呼吸、心跳停止，因此注射过程中要特别注意。一旦出现上述情况应停止注射，即刻将患者平卧实施急救措施，如人工呼吸、心脏按压以及应用复苏药物直至正常。

八、翼状肩胛症（胸长神经卡压综合征）

【局部解剖】 前锯肌紧贴胸廓外侧壁，以 9 个肌齿起自第 1~9 肋上。肌束向后上经肩胛骨前方止于其内缘前侧和肩胛骨下角。前锯肌拉紧时使肩胛骨紧贴胸壁；下部肌束拉紧则使肩胛骨外旋，协助臂外展上举，并可拉肩胛骨前移，辅助呼吸。前锯肌受来自 C5~C7 脊神经根纤维组成的胸长神经支配。该神经经由第 1 肋外侧缘进入腋窝，在臂丛和腋动脉后方穿过，穿出腋窝下行支配前锯肌。在此位置胸长神经易受损伤而影响前锯肌功能（图 5-8-1）。

【病因】 胸长神经卡压综合征多因长时间牵拉或挤压引起，如长时间背负重物、背包，可见于登山运动员；或者高处重物坠落于肩上。直接钝挫伤也可致伤。另外胸部手术也可误伤。

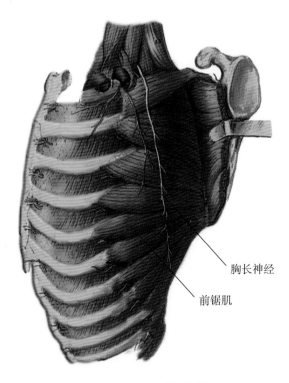

图 5-8-1　胸长神经解剖

【临床表现】　由于胸长神经损伤导致前锯肌失神经支配，可见肩胛骨向后隆起。推墙试验（＋）（图 5-8-2），出现典型的翼状肩胛征（图 5-8-3）。臂外展上举受限，丧失 25°~30°。

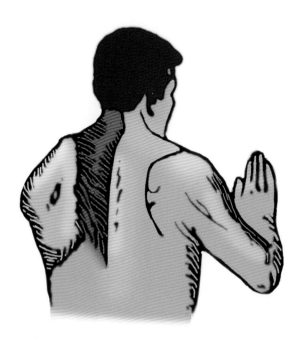

图 5-8-2　推墙试验

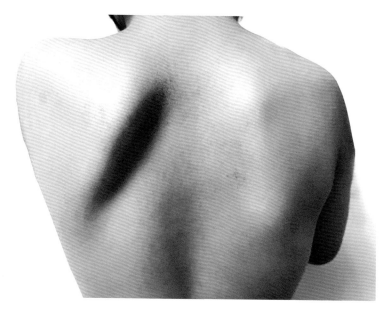

图 5-8-3　左侧翼状肩胛征

【注射治疗】

1. 药物：复方倍他米松 1.0 ml＋1% 利多卡因 5.0 ml。吸入注射器备用。

2. 操作：患者仰卧，上肢尽量内收。确定锁骨上窝。在锁骨上窝外侧接近肩部、锁骨后缘为进针点。局部充分消毒。术者拇指消毒后再确定进针点。针头贴着锁骨后缘垂直进针，患者无臂丛感觉异常。若触到第 1 肋稍退针，回抽无回血，即可缓慢注入药物（图 5-8-4）。拔出针头，无菌敷料压迫止血。2 周后可重复注射，最多不过 3 次为一疗程。

【提示】 注意针头不要刺入过深或太靠内侧，以免误入胸腔造成气胸。

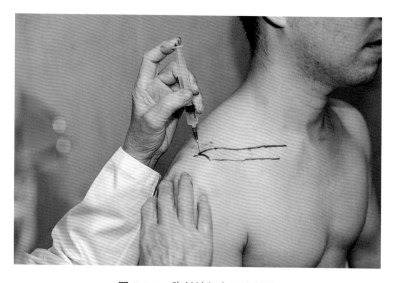

图 5-8-4　胸长神经卡压注射法

九、胸大肌损伤和肌筋膜炎

【局部解剖及生理】　胸大肌以扇形分为三部分起始。上部起始于锁骨内侧半表面；胸肋部起始于胸骨柄和体以及第 1~6 肋软骨；下部起始于腹直肌前鞘。肌腱止于肱骨大结节嵴外侧。主要功能为内收、内旋肱骨；并可下降前伸肩胛骨；协助上提肋扩胸深呼吸（图 5-9-1）。

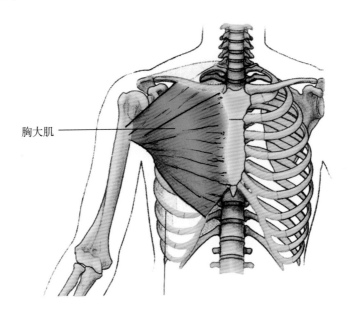

胸大肌

图 5-9-1　胸大肌解剖

【病因】　胸大肌因两种原因造成损伤。一种是长期慢性劳损引起。如经常举重物、持续提拉重物，或受到钝挫撞击引起肌筋膜炎。另一原因是肌肉受力过大、用力不当引起肌肉部分撕裂或断裂的急性损伤。损伤肌肉可以是肌纤维部分撕裂，也可以是肌肉或肌腱完全断裂。在运动损伤中，胸大肌损伤易发生于杠铃卧推力量训练时。

【临床表现】　胸大肌处疼痛。慢性肌筋膜炎时疼痛逐渐加重。若是急性损伤则伤时即可疼痛剧烈，可出现肿胀、出现皮下青紫淤斑。皆有牵拉痛和用力疼痛。局部压痛，抗阻肱骨内收、内旋疼痛，并力弱。肌肉完全断裂抗阻无力，胸前壁膨出。若近肱骨处肌腱断裂可见腋窝前壁皱褶变浅。念佛征（＋）（图 5-9-2）。

【注射治疗】　胸大肌注射治疗只针对肌筋膜炎和钝挫伤或肌纤维部分撕裂。肌腱断裂和肌肉大部分断裂应手术治疗。

1. 药物：复方倍他米松 0.5~1.0 ml＋1%~2% 盐酸利多卡因 5.0 ml。吸入注射器备用。

2. 操作：术者拇指找到损伤部位的压痛点，局部充分消毒，术者拇指消毒后再确认压痛点。注射针头对准压痛点直接刺入达损伤肌肉处，回抽无回血后缓缓注入药物（图 5-9-3）。而后压迫止血加盖消毒敷料。检查痛点消失，即可。2 周后可重复注射。

【提示】　胸大肌注射除预防感染外，因为胸大肌下面即是胸腔，所以要避免刺入过深以免刺入胸腔内引发气胸。另外，注射前要确定是否有胸大肌断裂。胸大肌断裂应手术治疗，不宜注射治疗。

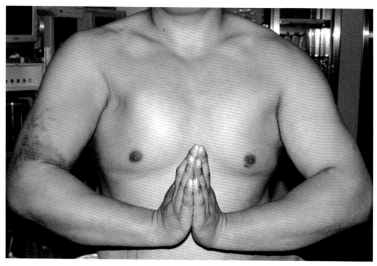

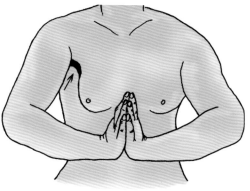

念佛征

图 5-9-2　右侧腋窝前壁皱褶变浅：念佛征（＋）

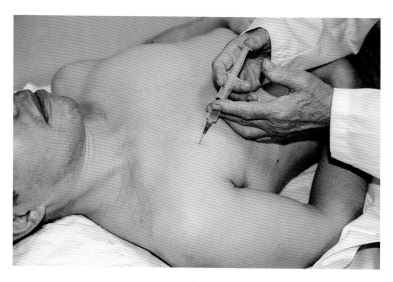

图 5-9-3　胸大肌注射法

十、胸骨柄胸骨关节炎

【局部解剖】 胸骨由三部分组成，即胸骨柄、胸骨体和剑突三者相连。胸骨柄下方与胸骨体形成胸骨柄胸骨关节。但此关节没有真正的关节腔，而是由纤维软骨或软骨结合而成。此关节处向前突出形成胸骨角（Louis 角）。胸廓伸展和收缩时此关节随之活动（图 5-10-1）。

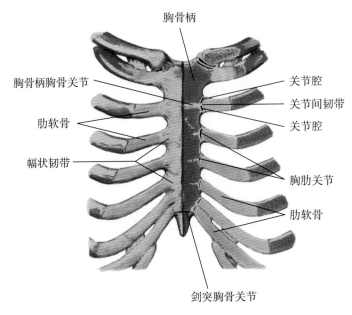

图 5-10-1　胸廓部解剖

【病因及发病机制】 最常见的原因是胸部受到钝挫撞击伤或加减速损伤，严重的撞击可致关节脱位。过度活动也可引起骨关节炎。除损伤外如类风湿关节炎、强直性脊柱炎等也可引起此关节炎症。长期严重的患者 X 线检查可发现骨关节炎骨增生。

【临床表现】 患者深呼吸疼痛，肩部活动也可引发胸骨柄胸骨关节疼痛。急性期关节处可有发热、压痛、轻度肿胀，挤压胸骨疼痛。如有关节脱位可表现畸形。

【注射治疗】

1. 药物：复方倍他米松 0.5 ml＋2% 盐酸利多卡因 1.0 ml。吸入注射器备用。

2. 操作：找到关节处压痛点，局部充分消毒，术者拇指消毒后再确认关节压痛点，注射器针头刺入，注射。如阻力过大稍退后；如皮下隆起无阻力，可能错误注射到皮下；有轻度阻力即可缓慢注入药物（图 5-10-2）。拇指按压防止出血后，加盖无菌敷料。2 周可重复注射。

【提示】

1. 胸骨后面为纵隔，刺入过深可能伤及纵隔内结构，若偏向关节外侧刺入胸膜腔可造成气胸。

2. 如有关节脱位不要注射治疗，应先治疗脱位。

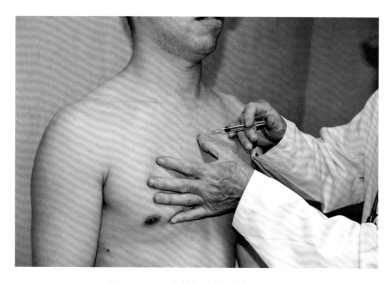

图 5-10-2 胸骨柄胸骨关节注射法

十一、剑突胸骨关节炎

【**局部解剖**】 剑突在胸骨体下方与胸骨体相连，形成剑突胸骨关节。其关节没有真正的关节腔，为软骨连接，并有剑突肋韧带加强（见图 5-10-1）。

【**病因**】 最常见的损伤是受到撞击和钝挫伤所致。也可因骨关节炎、类风湿关节炎等疾患引起症状。

【**临床表现**】 患者主诉胸骨剑突关节处疼痛，并可牵扯到前胸部及相邻的肋间肌疼痛。患者深呼吸、咳嗽时疼痛加重，弯腰俯身也使疼痛加剧。体格检查可见剑突胸骨关节处肿胀、压痛，按压剑突引发疼痛加重。重伤者可致关节脱位或半脱位，触诊可触到阶梯感。必要时应行 X 线检查。

【**注射治疗**】

1. 药物：复方倍他米松 0.5 ml + 2% 利多卡因 2.0 ml。吸入注射器备用。

2. 操作：患者仰卧。术者触到剑突胸骨关节压痛点，局部及周围彻底消毒。术者一手拇指消毒，再次确定压痛点。注射针头刺入皮肤到达剑突胸骨关节，注入药物（图 5-11-1）。如有轻度阻力可以继续注入全部药物。如果没有阻力而且局部皮肤凸起，或者针头刺到骨面，说明针头在皮下未到关节内，应改变方向刺入。另外，针头刺入过深而且阻力不大可能进入了关节下面的纵隔，应退出针头，再重新刺入。注射后拔出针头，局部覆盖敷料并压迫止血。

【**提示**】

1. 如有关节脱位，不要注射治疗，应复位治疗。

2. 注意针头不要误入纵隔，以免刺伤内脏。

3. 2 周后可重复注射。

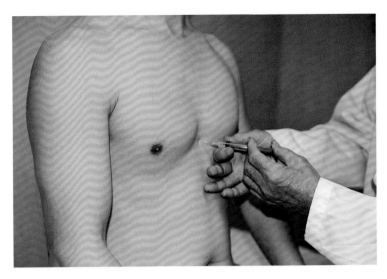

图 5-11-1   剑突胸骨关节注射法

十二、胸肋关节损伤

【局部解剖】　肋骨通过肋软骨与胸骨相连成关节。第 1 肋软骨与胸骨柄间由软骨连接，只允许轻微有限活动。第 2~7 肋的肋软骨与胸骨侧面的肋凹构成胸肋关节，属于微动关节。关节被一层很薄的关节囊包裹。关节表面有幅状韧带加固。运动及呼吸等活动时胸肋关节有小范围的活动（见图 5-10-1）。

【病因】　当关节受到钝挫、撞击或加减速损伤时，胸肋关节可受到创伤，严重的暴力可致关节半脱位或脱位。另外，一些关节炎，如骨关节炎、类风湿关节炎、强直性脊柱炎等，也可累及胸肋关节。

【临床表现】　患者前胸疼痛，甚至上肢肩保持中性位置。肩部活动诱发胸痛。患者呼吸痛，不敢深呼吸。咳嗽疼痛加重，甚至不敢咳嗽。疼痛可以辐射至邻近肋间。体格检查：发病关节压痛明显，可有肿胀。胸廓挤压痛，如有关节脱位、半脱位可触到关节凹陷不平。甚至肩部被动活动也加重疼痛。

【注射治疗】

1.药物：复方倍他米松 0.5 ml+2% 利多卡因 1.0 ml。吸入注射器备用。

2.操作：患者仰卧。术者触到发病关节，此处压痛最明显。以此为中心充分消毒。然后术者一拇指消毒后再确认关节压痛点。注射针头对准发病关节隙，刺入皮下达关节表面推入半量药物，稍有阻力（治疗幅状韧带），而后进入关节推入余量药物（很少阻力）。然后，覆以无菌敷料，并加压止血（图 5-12-1）。

【提示】

1.有脱位或半脱位者不应注射治疗，应治疗复位。

2.注射针头遇到骨时应退后改变方向。

3.针头勿进入过深以免刺入纵隔或胸腔，伤及纵隔内脏器或引起气胸。

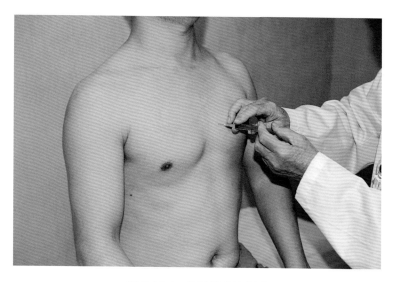

图 5-12-1　胸肋关节注射法

十三、肋软骨炎及肋软骨损伤

本病体操、摔跤运动员多见。

【局部解剖及生理】　肋骨与胸骨间由肋软骨连接。肋软骨的血液循环较胸骨差，且没有胸骨坚强，但弹性好（图 5-13-1）。

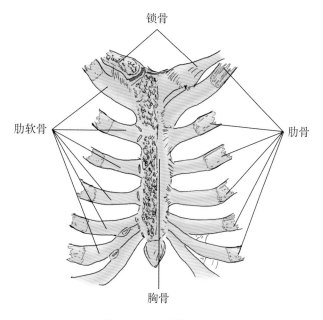

图 5-13-1　肋软骨解剖

【病因及发病机制】　胸前直接撞击，如体操运动员撞到器械上，胸大肌主动或被动牵拉致伤。长期剧烈咳嗽也可致伤，病毒性感冒后也可引起肋软骨炎（Tietze 病）。

【临床表现】 多见于上部 2、3 肋软骨。疼痛，咳嗽、深呼吸时加重，扩胸等运动痛。检查：罹患肋软骨局部压痛、肿胀，可触到隆起，胸廓挤压痛。X 线检查偶见钙化。

【注射治疗】

1. 药物：复方倍他米松 0.5 ml+1%～2% 盐酸利多卡因 3.0 ml。吸入注射器备用。

2. 操作：患者仰卧，触到肋软骨的压痛点，针头垂直刺入达到肋软骨的表面。注入 1/3 药物，退针头至皮下再斜向肋软骨的上、下缘各注入 1/3 药物（图 5-13-2）。

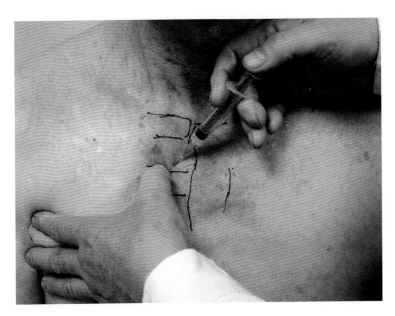

图 5-13-2　肋软骨注射法

【提示】 要慎重掌握注射深度，不要误入胸腔内以免引起气胸。要点是一手手指按住肋软骨压痛点，另一手持针，向压痛点注入，深度过皮下即应达到肋软骨表面。如果进针 0.5 cm 仍未达到骨面可能已进入肋间，不可再进，应退出重新找刺入点。肋软骨的上、下缘也是如此。

十四、肩胛骨内上角肌止点末端病和肌筋膜炎

【局部解剖及生理】 肩胛骨内上角是部分斜方肌和肩胛提肌的止点。斜方肌上部分起源于项韧带和颈椎、胸椎棘突，止于肩胛骨。肩胛骨上缘包括肩胛骨内上角，该部分肌肉收缩时有上提肩胛骨作用。肩胛提肌起源于上 4 个颈椎横突，止于肩胛骨内上角，当脊柱固定发力时可提升肩胛骨内上角；当肩胛带固定时，发力可引起颈椎旋转使头向该侧倾斜扭转（图 5-14-1）。

【病因】此伤病多为长期慢性微细创伤劳损所致。如经常转头、耸肩，频繁上肢用力等活动皆可引起发病。

【临床表现】肩胛骨内上角及附近酸痛，上肢和头颈活动用力时疼痛，或疼痛向头颈部放射。检查患侧肩胛骨内上角压痛，常可触到其上缘绷紧的肌纤维条索，压痛明显。

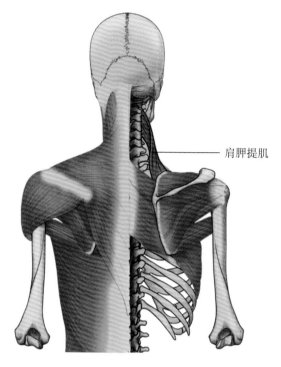

图 5-14-1　肩胛提肌解剖

【注射治疗】

1. 药物：复方倍他米松 0.5 ml + 1%~2% 盐酸利多卡因 2.0~3.0 ml。吸入注射器备用。

2. 操作：患者坐位，肩背放松。术者拇指触到患侧肩胛骨内上角压痛点。局部和拇指消毒后，再确认压痛点。注射器针头自肩胛骨内上角上方约 1 cm 刺入，向下触到肩胛骨，稍退针头回抽无回血，即可缓慢注入药物（图 5-14-2）。

【提示】肩胛骨前方即是胸廓，因此针头不能垂直方向刺入，以避免刺入胸腔伤及肺引发气胸。

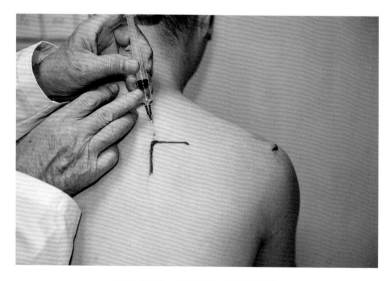

图 5-14-2　肩胛骨内上角注射法

十五、腹肌拉伤

本病多见于体操运动员。腹直肌拉伤较常见。

【局部解剖及生理】 腹内、外斜肌自肋下缘至髂嵴，腹直肌起自胸骨及附近的肋软骨下，止于耻骨联合，两排共八块，其间为腱性组织。收腹（腰前弯）及腰扭转时用力（图 5-15-1）。

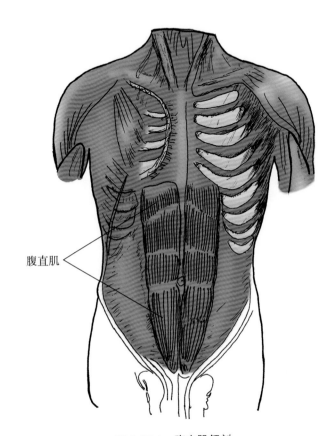

腹直肌

图 5-15-1　腹直肌解剖

【病因及发病机制】 突然腰扭转或前弯腰可致拉伤。

【临床表现】 腰部活动时疼痛。检查：腹斜肌多在起止点处压痛，腹直肌多在肌腹处压痛，有时伤及血管可出现血肿。

【注射治疗】

1. 药物：复方倍他米松 0.5 ml + 1% ~ 2% 盐酸利多卡因 3.0 ml。吸入注射器备用。

2. 操作：患者仰卧，触到压痛点，如在骨缘针头斜刺向骨缘注入药物；如在肌腹部针头穿过腱膜（有突破感）即可注入药物（图 5-15-2）。

【提示】 急性期有血肿应及时抽出，并加压包扎休息 2 天，然后再注射治疗。如血肿抽不尽可能有动脉受伤，应手术结扎破裂的血管。腹肌损伤后尤其是腹直肌损伤应拉长以免瘢痕收缩影响运动（疼痛），而且不宜过早训练。如已有肌肉硬化疼痛应行电针灸和超声波治疗。

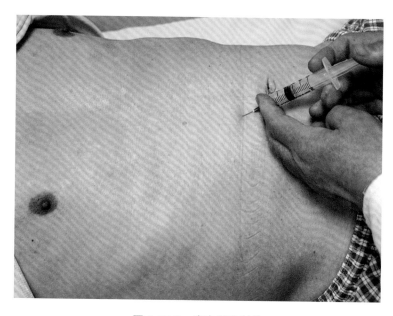

图 5-15-2　腹直肌注射法

十六、前锯肌损伤

本病多发生在举重运动员。

【局部解剖及生理】　前锯肌起于 1~9 肋骨前外侧，向后行止于肩胛骨脊柱缘。其功能是：①拉紧肩胛骨固定于胸壁；②外旋肩胛骨；③外展（前移）肩胛骨；④辅助呼吸（图 5-16-1）。

【病因及发病机制】　举重动作失误，"下蹲翻"杠铃离身体过远致杠铃下砸，或"下蹲翻"杠铃左右晃动失去平衡致伤。疲劳及举重重量过大也可受伤。

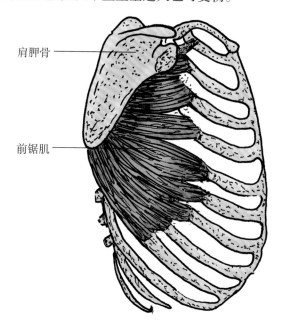

肩胛骨

前锯肌

图 5-16-1　前锯肌解剖

【临床表现】　有受伤史。肩胛部酸痛，向胸大肌部放射；深呼吸痛。检查：身体患侧卧使肩胛骨脊柱缘翘起，可找到压痛点。做推墙动作可引起疼痛。

【注射治疗】

1. 药物：复方倍他米松 1.0 ml +（0.5%~1%）盐酸利多卡因 5.0~10.0 ml。吸入注射器备用。

2. 操作：①患侧卧位使肩胛骨内侧缘翘起离开胸壁，压痛点注射（图 5-16-2）。针刺深度达到压痛点骨缘为宜。如果没有压痛点，用长针头将药物注射到肩胛胸壁间即可。②如压痛点在胸壁侧，直接注射到前锯肌的肋骨表面即可（图 5-16-3）。

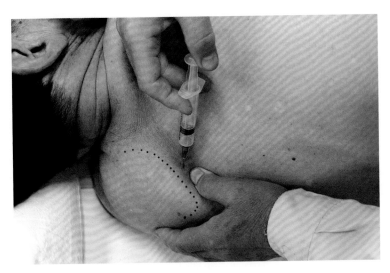

图 5-16-2　前锯肌肩胛下注射法

【提示】　注射方向斜向肩胛骨成功率更高。

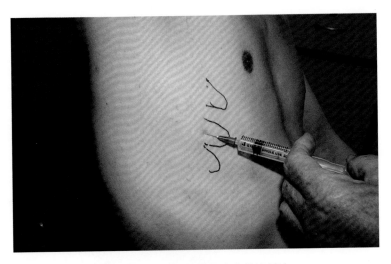

图 5-16-3　前锯肌肋骨止点处注射法

【提示】　针头要指向肋骨，注意勿注入胸腔。

十七、肩胛胸壁间滑囊炎

【局部解剖及发病机制】 肩胛骨与胸壁间存在一间隙，运动中长期过多反复摩擦可产生滑囊并发生炎症引起疼痛（图 5-17-1）。

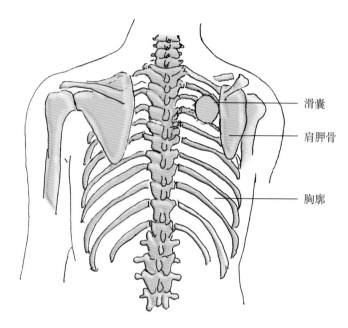

滑囊

肩胛骨

胸廓

图 5-17-1 肩胛胸壁间滑囊解剖

【临床表现】 肩胛部酸痛，可向胸大肌部放射，但没有呼吸痛。肩活动时肩胛下常有"吱喳声"或能触到"吱喳感"。

【注射治疗】

1. 药物：复方倍他米松 1.0 ml＋0.5％～1％盐酸利多卡因 5.0～10.0 ml。吸入注射器备用。

2. 操作：患侧卧位肩胛骨脊柱缘即能翘起，利于注射，用长针头将药物注射到肩胛胸壁间（图 5-17-2）。

【提示】 注射方向要与胸壁平行，不要斜向胸壁免得刺入胸腔内发生气胸。若刺入肌肉会有阻力，要改变前后方向。注射无阻力为操作正确。

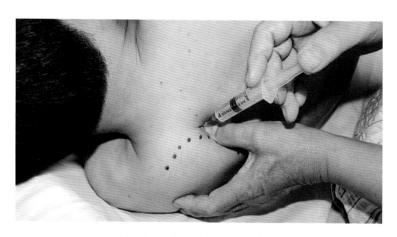

图 5-17-2 肩胛胸壁间滑囊注射法

十八、胸腰棘突末端病

【局部解剖】 胸腰棘突后缘是棘上韧带和斜方肌、腰背肌的附着点。棘上韧带纵行连接棘突（图 5-18-1）。

【病因及发病机制】 急性突然身体前屈，更多是因过多身体前屈和腰背肌反复牵拉劳损引起末端病变化。

【临床表现】 患者身体前屈疼痛，腰背肌用力疼痛。检查：棘突顶端压痛，腰背肌抗阻力疼痛。一般被动后弯腰不痛。

【注射治疗】

1. 药物：复方倍他米松 0.5 ml＋1％~2％盐酸利多卡因 2.0 ml。吸入注射器备用。

2. 操作：触到棘突压痛点，针头垂直刺入，达到骨面稍退后，在肌筋膜韧带的表面注入药物（图 5-18-2）。

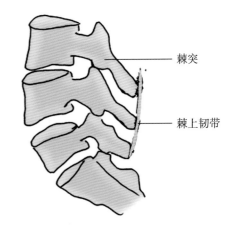

棘突

棘上韧带

图 5-18-1　胸腰棘突解剖

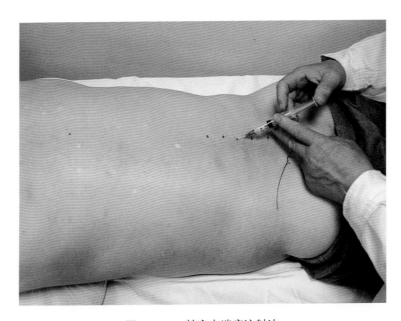

图 5-18-2　棘突末端病注射法

【提示】 如果棘间韧带同时损伤有症状时应同时治疗。有时棘突痛是内脏疾患反射所致（如心脏疾患、胃肠疾患、骨盆内疾患等），单纯注射治疗效果不完全满意，应注意鉴别。

十九、腰棘间韧带损伤

【局部解剖】 棘间韧带位于每个腰椎棘突之间，其纤维呈斜形交叉走行，上下附着于棘突，是稳定脊柱的结构之一（图 5-19-1）。

【病因及发病机制】 一次前弯腰致急性棘间韧带拉伤。多数是反复腰前屈慢性牵拉劳损致伤。

【临床表现】 腰前屈疼痛。棘突间压痛，被动前弯腰痛。腰后弯不痛。

【注射治疗】

1. 药物：复方倍他米松 0.5 ml＋1％～2％盐酸利多卡因 3.0 ml。吸入注射器备用。

2. 操作：棘间正中垂直进针，穿过皮肤后针头斜向棘间韧带一侧，但要紧贴韧带，然后由浅到深注入一半药物；退出针头至皮下再斜向刺入韧带的另一侧，同样由浅到深注入另一半药物（图 5-19-2）。

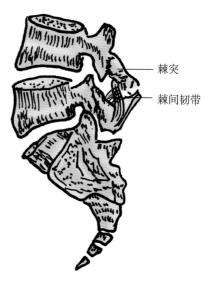

棘突

棘间韧带

图 5-19-1 棘突和棘间韧带解剖

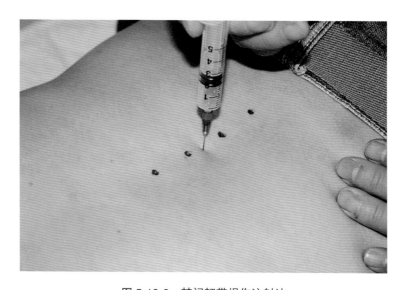

图 5-19-2 棘间韧带损伤注射法

【提示】 药物不宜注入棘间韧带内，否则会促进韧带变性坏死。

二十、腰棘突骨膜炎

【局部解剖】 见"十九、腰棘间韧带损伤"。

【病因及发病机制】 腰突然后弯，或运动员腰部后弯动作过多反复挤压撞击棘间韧带引起棘间韧带变性或止点的末端病改变。

【临床表现】 腰后弯疼痛。检查：棘突间压痛，腰后弯痛。X线检查少数患者有棘间韧带棘突附着点硬化、增生或有钙化点。

【注射治疗】 见图5-20-1。药物及操作同棘间韧带损伤。

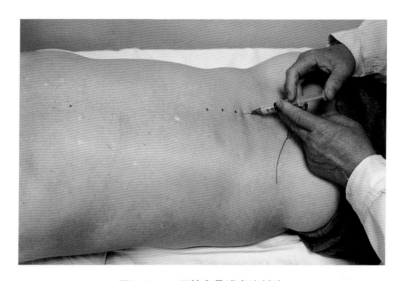

图 5-20-1　腰棘突骨膜炎注射法

【提示】 有时棘突骨膜炎也可有腰前弯痛。效果欠佳时应行放射科检查除外腰椎椎板疲劳骨折。

二十一、腰背肌筋膜炎

【局部解剖】

1. 腰背筋膜上部覆盖斜方肌和背阔肌较薄弱，下部包绕骶棘肌部分较厚韧。腰背筋膜分深、浅两层。浅层起自胸腰骶椎的棘突和棘间，下缘止于髂骨嵴外侧直至肋骨角；深层自第12肋腰横突髂骨嵴走行于腰方肌、骶棘肌之间，将腰方肌、骶棘肌隔开。腰背筋膜的深、浅两层包绕骶棘肌于外侧汇合形成骶棘肌鞘。

2. 腰背筋膜下有脂肪组织分布，在肌肉的外面类似两个纵长的三角形，下端紧贴髂嵴缘，基底在内侧，尖端在外侧。

3. 从上到下颈、胸、腰的脊神经后支支配胸、腰、背部的肌肉并穿出筋膜。第1、2、3腰神经的后外侧支组成臀上皮神经，骶部三个神经组成臀中皮神经。筋膜炎时常波及之，与腰痛有关（图5-21-1）。

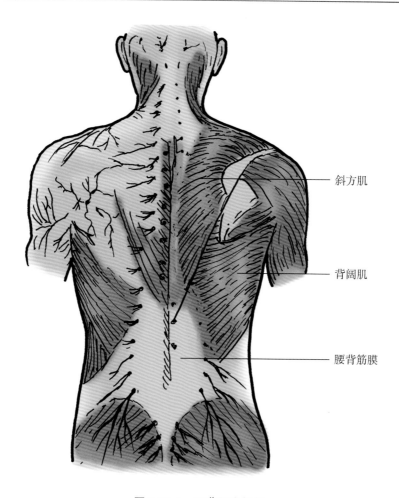

斜方肌

背阔肌

腰背筋膜

图 5-21-1　腰背肌肉解剖

【病因及发病机制】　可能有如下原因：

1.肌筋膜粘连并可能牵连到脊神经，受牵扯产生症状。

2.筋膜裂隙可发生以下情况：裂隙摩擦刺激其下脂肪发炎水肿；绞窄致自裂隙中穿出的神经或脂肪疝；腰肌肉筋膜横突止点末端病；髂嵴肌肉筋膜止点末端病；静脉怒张、神经周围炎、脂肪炎等。

【临床表现】　疼痛以酸痛为主，可向上肢或下肢放射。清晨可能更明显。检查：腰背局部压痛，有时可触到硬结或硬韧的肌纤维条索，可有压痛放射。前弯腰疼痛，抗阻力背伸痛。

【注射治疗】

1.药物：复方倍他米松 0.5 ml＋1％ ~2％盐酸利多卡因 5.0 ml。吸入注射器备用。

2.操作：找到压痛点，针头垂直刺入皮肤、皮下，突破筋膜后在筋膜下注入药物（图 5-21-2 ）。

【提示】

1.上述注射方法药物注入后疼痛即应消失方为注射到位有效。

2.不同压痛点按上述不同方式注射。

3.加强腰背肌练习及前屈牵拉练习。

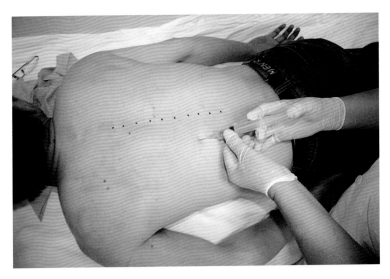

图 5-21-2　腰背肌注射法

二十二、髂嵴肌止点损伤

【局部解剖】　髂嵴系指自髂前上棘至髂后上棘的髂骨上缘突出的部分。外缘有臀肌附着，内缘是腹斜肌的止点（图 5-22-1）。

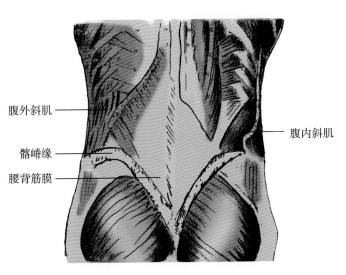

腹外斜肌

腹内斜肌

髂嵴缘

腰背筋膜

图 5-22-1　髂嵴肌止点解剖

【病因及发病机制】　髂嵴挫伤可致局部肿胀、出血；更多的是腰极度旋转腹斜肌拉伤或后伸臀部肌肉拉伤。

【临床表现】　压痛可能在髂嵴缘或后缘。如在前侧可能压痛不明显。抗阻力腰背伸、大腿后伸、外展痛，或有腰极度旋转、屈曲或抗阻痛。

【注射治疗】

1. 药物：复方倍他米松 0.5 ml + 1% ~ 2% 盐酸利多卡因 5.0 ml。吸入注射器备用。

2. 操作：压痛在髂嵴缘或在髂嵴后，垂直进针达到深筋膜下，注射一半药物，在深达骨面时注射另一半药物（图 5-22-2）。

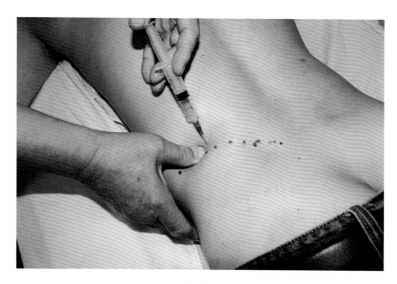

图 5-22-2　髂嵴肌止点注射法

【提示】 可以配合物理治疗或针灸治疗。

二十三、腰 3 横突末端病和腰 3 横突综合征

【局部解剖】 横突是脊椎的附件之一。腰椎横突有横突间肌、腰大肌、腰方肌、横突间韧带、骶棘肌、胸腰筋膜等组织附着。常有腰 3 脊神经外侧支从腰 3 横突背侧向下走行，其纤维向下参与臀上皮神经（图 5-23-1）。

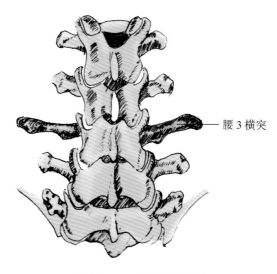

　　　　　　　　　　　　　　　　—— 腰 3 横突

图 5-23-1　腰 3 横突解剖

【病因及发病机制】 第 3 腰椎横突比其他腰椎横突长，运动中承受的力量和负担要大，其肌止点比其他横突处更容易损伤，撕裂、出血和慢性劳损性损伤出现末端病改变。

【临床表现】 腰痛在腰的侧方，运动中加剧。有时引起臀上皮神经症状。检查：压痛在髂肋肌外侧深层的腰 3 横突处。单纯腰 3 横突末端病抗阻力腰背伸不痛，此时压痛减轻或消失。可能有侧弯痛。如刺激到脊神经后支可产生腰和下肢放射痛，甚至直腿抬高试验（＋）。如有神经症状应诊为腰 3 横突综合征。

【注射治疗】

1. 药物：复方倍他米松 1.0 ml＋0.5％～1.0％盐酸利多卡因 5.0～10 ml。吸入注射器备用。

2. 操作：在腰 3 横突背侧找到压痛点，用 22# 长针头刺过皮肤、皮下直达腰 3 横突，在横突的表面及上、下分别注射药物（图 5-23-2）。

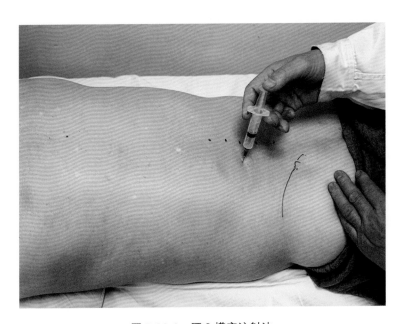

图 5-23-2　腰 3 横突注射法

【提示】

1. 进针深度要有估计，不能太深，否则会错过横突甚至进入腹腔。如估计深度已达到横突水平仍未触到横突骨面，应退回针头改变穿刺方向直到触到横突骨面再注射药物。

2. 注射点宜从腰横突背侧进针，不要从侧方进针，从侧方进针不易找到横突。

3. 不同压痛点按上述不同方位注射。

4. 上述注射方法药物注入后疼痛即应消失方为注射到位有效。

5. 注射体位可俯卧，有时健侧卧位更易触到横突。

二十四、胸、腰小关节病和滑膜嵌入症

【局部解剖】　胸、腰椎两侧有一对小关节，周围有关节囊和韧带连接。小关节的灵活活动是胸、腰椎脊柱运动的保障（图 5-24-1）。

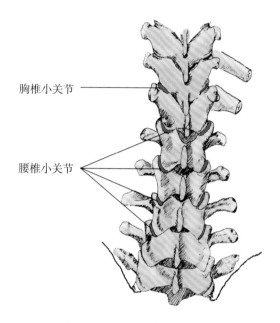

胸椎小关节

腰椎小关节

图 5-24-1　胸、腰椎小关节解剖

【病因及发病机制】　胸、腰椎的骨关节病，急性、慢性滑膜炎和强直性脊柱炎皆可引起本病的发作。其发病机制多数人认为是滑膜增生性滑膜炎；或者滑膜嵌入关节内突然发病；有时腰部活动负担过多，数小时后或次晨突然发作。

【临床表现】　急性发病者在某一腰部动作时（如弯腰），突然腰痛不能动，常常为一侧疼痛，偶有向下肢放射但多不明确。检查：腰部僵直几乎不能转动，可有侧弯，肌肉痉挛。压痛常在棘突旁，较深在，不甚确切。可有叩击痛，后伸受限、疼痛是其特点，但没有坐骨神经受压体征。慢性发病患者腰痛、僵硬、不敢活动，可有侧弯痛。但症状较急性者轻。体征大致相同。

【注射治疗】

1. 药物：复方倍他米松 0.5 ml + 1% ~ 2% 盐酸利多卡因 2.0 ml。吸入注射器备用。

2. 操作：小关节位于棘突外侧。胸椎直至腰 3 水平在棘突旁约 1 横指，腰 4 约在 1.5 横指，腰 5 约在 2 横指。如遇肥胖或肌肉发达的患者，需用 7 号或 8 号长针头才能达到关节处。按上述位置找到相应的小关节的相对体表位置，针头垂直刺入深达骨面，如有刺入关节囊感，且患者往往有相似的疼痛感，回抽无脑脊液即可注入药物。如刺到较硬的骨面，可能在椎板上，应稍退针头向上或下改动入针方向找到上述感觉。回抽无脑脊液和回血再注入药物。注射后患者疼痛应立即消失（图 5-24-2）。

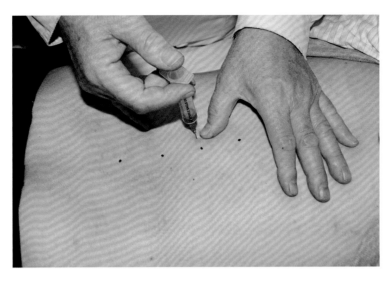

图 5-24-2　腰椎小关节注射法

【提示】 本病治疗首选手法按摩或推拿，常立竿见影消除症状，手法无效再采用注射治疗。但应注意观察是否有椎间盘突出症的早期表现。

二十五、胸肋关节滑膜嵌入症

【局部解剖】 肋骨近端与胸椎椎体间形成肋头（椎）关节，并与横突形成肋横突关节。呼吸时关节活动（图 5-25-1）。

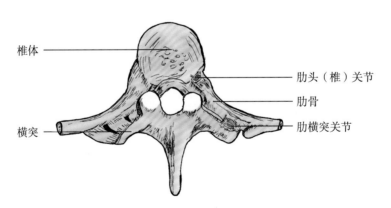

图 5-25-1　胸肋关节解剖

【病因及发病机制】 胸肋关节滑膜增生，脊柱胸段扭转或呼吸动作不当滑膜突入关节隙引发症状。

【临床表现】 胸背部疼痛，深呼吸疼痛，胸腰扭转、挺胸、含胸动作皆疼痛，甚至向胸前放射。检查：相应的胸椎棘突旁 1 横指处压痛、叩击痛，胸廓挤压痛。令患者深呼吸痛，挺胸、含胸动作疼痛。

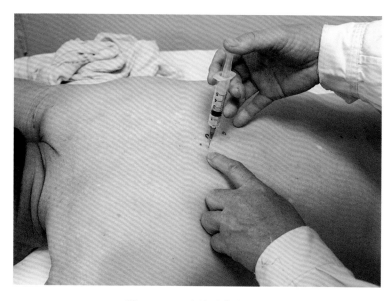

图 5-25-2 胸肋关节注射法

【注射治疗】

1. 药物：复方倍他米松 0.5 ml+1% ~2% 盐酸利多卡因 1.0 ml。吸入注射器备用。

2. 操作：小关节位于胸椎棘突外侧。棘突旁约 1 横指触到肋骨近端压痛点垂直刺入达骨面。上下找寻胸肋关节，有软组织刺入感时注入药物（图 5-25-2）。

【提示】 如针头错过肋骨刺入过深会刺入胸腔，甚至引发气胸，应予注意。

二十六、腰椎间盘突出症

【局部解剖】 腰椎椎体之间有一软骨盘，周围有纤维环，中间是椎间盘髓核。椎间盘保持脊柱的活动性。椎体后的椎管内有神经根经过椎间孔向两侧发出，支配相应的组织器官（图 5-26-1）。

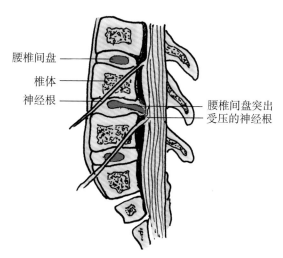

图 5-26-1 腰椎间盘突出病理解剖

【**病因及发病机制**】 因劳损和随着年龄增长椎间盘退行性变，在某些因素的作用下纤维环破裂，髓核向后突出，或者急性暴力伤及椎间盘以致髓核突出，皆可压迫神经出现症状，谓之椎间盘突出症。

【**临床表现**】 发病后腰痛同时向下肢放射引起麻木、疼痛。各椎间盘突出的发生率顺序是 L4~5（约 50%），其次为 L5~S1，再次为 L3~4。突出位置不同，症状表现也各异。L4~5- 和 L5~S1 椎间盘突出压迫坐骨神经，主要表现小腿外侧足背感觉异常，可有伸趾力弱，直腿抬高试验（+）。L5~S1 可表现为足底感觉异常和跟腱反射减低。L3~4 椎间盘突出压迫股神经，主要表现为大腿前内侧感觉异常，股四头肌力弱，俯卧屈小腿试验（+）。腰椎间盘突出症体征还可有：屈颈试验（+），脊髓腔压力增加试验（+）（如压腹试验、颈静脉阻滞试验、挺腹闭气试验等）。X 线检查可有相应的椎间隙狭窄，骨质增生；MRI 和 CT 检查可确诊椎间盘突出。

【**注射治疗**】 常用有三种方法。

1. 腰椎硬膜外腔注射：

（1）药物：复方倍他米松 1.0 ml+0.5% 盐酸利多卡因 15.0 ml。吸入注射器备用。

（2）操作：选择椎间盘突出的上一个间隙（如 L4~5 椎间盘突出则选择在 L3~4 间隙）进入。患者患侧卧（放射串麻、疼痛的下肢侧），躯干充分屈曲，腰部尽量后突，找到相应的棘突间隙。戴无菌手套，充分消毒，铺无菌孔巾。在棘突间隙向侧方旁开 1.0 cm 即在棘间韧带的外侧，用 2.0 cm 长针头的注射器吸 2.0 ml 的局麻药物，针头斜向正中、向头侧斜约 5° 局麻皮肤、皮下及深部的组织，拔出注射器。然后用硬膜外穿刺的特用 16# 针头（带针芯），沿局麻方向刺过皮肤、皮下，拔出针芯，缓慢刺入，当有突破减压感时针头尖部即达到硬膜外腔（或用带针芯的硬膜外用针头刺过皮下肌肉后拔出针芯，于针头尾部滴入 1 滴局麻药物，再缓慢推进针头，当有突破感同时看到针头尾部的局麻药物被吸入说明达到硬膜外腔），再用注射器回抽，若无脑脊液或血，注入局麻药物约 2 ml 无阻力感，确定在硬膜外腔。将准备好的复方倍他米松、盐酸利多卡因缓慢注入硬膜外腔内（图 5-26-2）。拔出针头，覆盖无菌敷料。操作完成，休息 5~10 分钟。

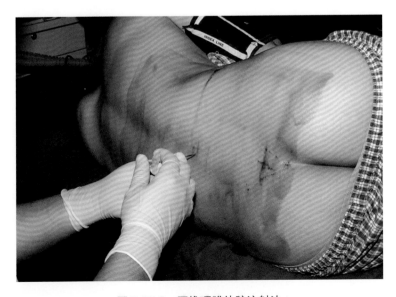

图 5-26-2　腰椎硬膜外腔注射法

2. 骶管内注射

（1）药物：复方倍他米松 1.0 ml+0.5％盐酸利多卡因 15.0~20.0 ml。吸入注射器备用。

（2）操作：患者俯卧，腹下垫高，骶尾部充分消毒，铺好无菌孔巾，戴好无菌手套。用拇指找到两个骶骨角之间（在髂后上棘与尾骨连成的三角形的尾部尖端，即两个突起的骶骨角之间），局麻皮肤、皮下后向上斜行进针，有突破骶尾韧带的突破感即达到骶管内硬膜腔外。回抽无脑脊液或血（即没有进入蛛网膜下腔），然后注入局麻药物约 2 ml 无阻力感，确定在硬膜外腔。缓慢注入准备好的复方倍他米松、盐酸利多卡因（图 5-26-3、图 5-26-4）。注射完成后休息 5~10 分钟。

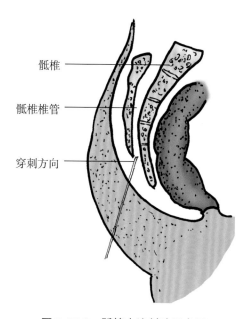

骶椎

骶椎椎管

穿刺方向

图 5-26-3 骶管内注射法示意图

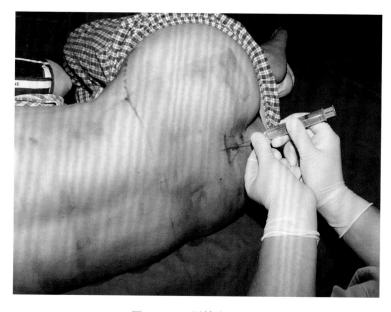

图 5-26-4 骶管内注射法

3.腰神经根周注射

①药物：复方倍他米松 1.0 ml+0.5% 盐酸利多卡因 2.0 ml。吸入注射器备用。

②操作：患者俯卧，腹下垫高。以腰椎间盘突出间隙为中心充分消毒，铺好无菌孔巾。在有根性刺激的一侧找入针点。腰神经根在棘突水平外侧出椎间孔。在棘突垂直线和水平线的外侧平开 2 横指即为进针点。垂直进针 6~7 cm，即达神经根周围。如进针途中刺达骨面可能触到椎板，需稍退针后再向外斜刺达到神经根处。如患者感到明显串麻，应稍退针头以免刺入神经内。回抽无脑脊液和回血即可注入药物（图 5-26-5）。

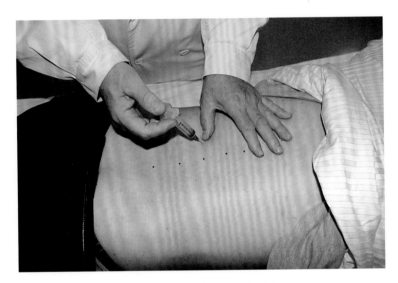

图 5-26-5　腰神经根周注射法

【提示】

1.以上操作一定要保证无菌操作。否则一旦感染后果严重。

2.腰椎间盘突出症应在其他充分保守治疗（如牵引、物理治疗、按摩等）无效后再采用注射治疗为妥。

3.典型的腰椎间盘突出症注射治疗以腰硬膜外腔注射首选为好，药物比较容易直接达到病变处。

4.神经根注射用于单纯神经根症状明显者较好。此法也可以治疗神经根炎患者。

第六章　骨盆、臀、髋部损伤

一、骶尾部挫伤

【局部解剖】　骶骨之下与尾骨相连，尾骨有 5 块，一般排列不规则（图 6-1-1A）。骶尾骨周围都有韧带及骨盆肌附着（图 6-1-1）。

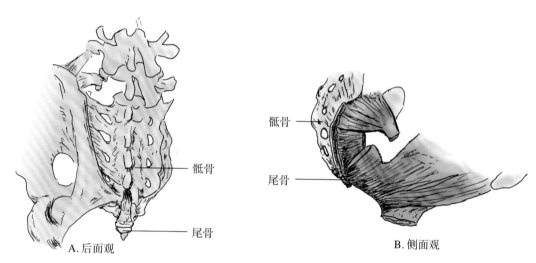

图 6-1-1　骶尾骨解剖

【病因及发病机制】　大多数患者有臀部坐地钝伤史，也有患者无急性受伤史的，可能系久坐或臀肌用力后劳损引起。

【临床表现】　骶尾部疼痛，坐位骶尾部着地痛。检查：骶尾骨处压痛，尾骨受伤时肛门指诊尾骨前面压痛，如尾骨顿挫伤严重可触到尾骨间有异常活动、疼痛。

【注射治疗】

1. 药物：复方倍他米松 0.5 ml＋1％～2％盐酸利多卡因 2.0～3.0 ml。吸入注射器备用。

2. 操作：痛在骶尾骨交界处以上，患者俯卧；如痛在尾骨部，患者膝胸卧位。触到压痛点，针头垂直压痛点刺入达骨面注入药物，有时需在骨和关节两侧注入药物（图 6-1-2）。

【提示】

1. 病变可能是骶尾骨的关节处，可能是侧方的韧带、肌肉附着处。因此要按压痛点的方位进针。如是关节压痛应刺入关节内及周围注药；如是骨的边缘压痛，应注射到骨缘。

2. 注射不宜过深，以免刺入直肠内。

3. 可以配合理疗。

4. 若怀疑骨折，应拍摄 X 线片除外之。骨折时不宜注射糖皮质激素治疗。

5. 久治不愈的陈旧病例可能需要做肛门指诊按摩治疗。

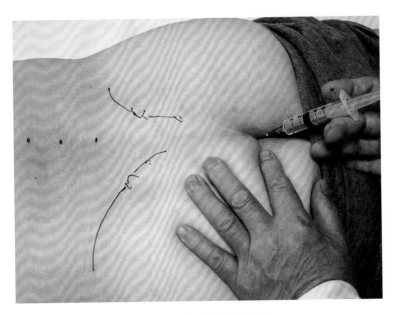

图 6-1-2　骶尾部挫伤注射法

二、肛提肌肌筋膜炎

【局部解剖】　肛提肌起源于小骨盆前壁和外侧壁的内侧面，即耻骨体的后表面、闭孔内肌筋膜和坐骨棘。纤维向后下和内侧止于阴道壁、直肠壁、会阴中心腱、肛尾缝及尾骨间，呈漏斗状封闭骨盆口。其功能作用是加强和提起骨盆底，承托盆腔脏器，压缩尿道、阴道（图6-2-1）。

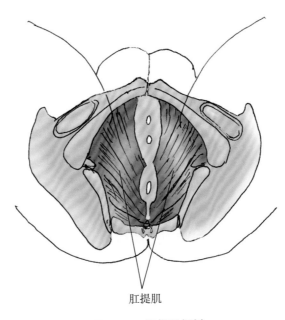

肛提肌

图 6-2-1　肛提肌解剖

【病因及发病机制】　肛提肌肌筋膜炎多是因慢性劳损积累而成，如骑山地自行车、骑马等运动，或长时间不正确的坐姿所致。业余的体育运动不适应也可引发症状。分娩也可造成此肌肉损伤。

【临床表现】　骨盆底可以有自发性疼痛，也可以牵扯到臀部和下肢后疼痛。患者坐位可引发疼痛。检查骨盆底肛提肌处有局部压痛，同时可向周围放射。局部或可触到绷紧的肌肉条索，或可触到肌肉有不自主的收缩。

【注射治疗】

1. 药物：复方倍他米松 1.0 ml＋1％ 利多卡因 5.0 ml 吸入注射器备用。

2. 操作：找到原发压痛点。局部充分消毒。术者用消毒后的手指再次确定压痛点。针头刺入皮下深达肛提肌层，回抽无回血，缓慢注入药物（图 6-2-2）。2 周后可以重复注射。一个疗程可能需要 2~3 次注射。

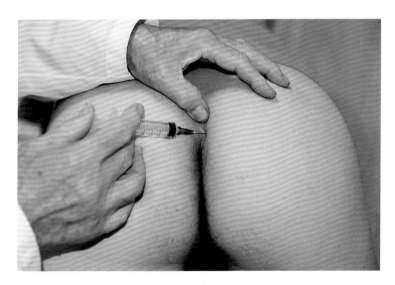

图 6-2-2　肛提肌注射法

【提示】　注射针头不要垂直进针太深，斜行方向为宜。若刺入过深可能伤及盆底脏器。

三、臀部筋膜脂肪疝卡压综合征

【局部解剖】　臀部深筋膜的前后常有脂肪团状堆积，有时脂肪穿过深筋膜裂孔呈哑铃状卡在筋膜裂孔间。脂肪团多出现在臀部上部（图 6-3-1）。

【病因及发病机制】　活动时筋膜与肌肉反复摩擦引起脂肪水肿、充血、发炎，或者筋膜裂孔绞窄压迫脂肪，出现症状。

【临床表现】　臀部活动痛，有时会向下部放射。检查：臀部可触到增生的脂肪团，压痛，可有皮下滚动感。

【注射治疗】

1. 药物：复方倍他米松 0.5 ml＋1％ ~2％ 盐酸利多卡因 2.0 ml。吸入注射器备用。

2. 操作：患者仰卧，找到压痛的脂肪团，垂直进针刺到脂肪团内，注入药物（图 6-3-2）。

【提示】　两次注射无效应手术切除。

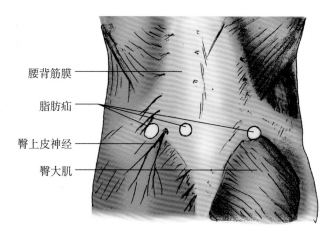

腰背筋膜

脂肪疝

臀上皮神经

臀大肌

图 6-3-1　臀部筋膜脂肪疝解剖病理

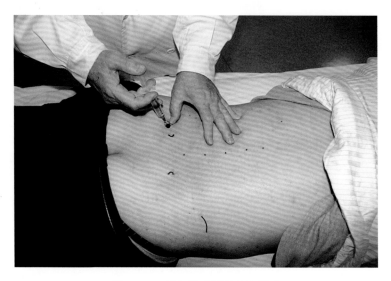

图 6-3-2　臀部筋膜脂肪疝注射法

四、臀上皮神经卡压综合征

【局部解剖】　腰 1~4 脊神经后外支穿过肌肉在髂嵴之上，或髂嵴处，或跨过髂嵴至臀上部穿出深筋膜到皮下支配臀部感觉。在其行程中有骨纤维管和筋膜管固定保护。臀上皮神经数目不恒定，1 条或数条不等（图 6-4-1）。

【病因及发病机制】　腰肌损伤，肌肉肿胀、痉挛，腰臀肌劳损、肥厚，筋膜增生、肥厚，臀上皮神经径路出口狭窄皆可刺激引起臀上皮神经水肿、变性等病变。周围脂肪异常（如炎症、增生）也是刺激臀上皮神经的原因。

【临床表现】　多有腰扭伤史或受凉史。腰臀部疼痛，臀部尤烈，可向臀及大腿放射。坐位前弯腰加重。检查：可能有腰肌损伤体征。特点：在臀部髂嵴缘或其上下可触到神经条索状物，压痛明显，或可向下放射。前弯腰疼痛，有时腰臀肌抗阻力痛。但直腿抬高试验（－），这可与腰椎间盘突出症鉴别。

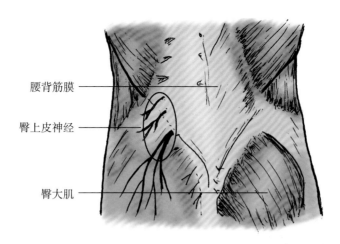

图 6-4-1 臀上皮神经解剖

【注射治疗】

1. 药物：复方倍他米松 0.5 ml+1%～2%盐酸利多卡因 3.0～5.0 ml。吸入注射器备用。

2. 操作：触到神经条索状物最明显压痛点，针头垂直刺入达到条索状物在其周围注入药物（图 6-4-2）。

【提示】 如脂肪炎症引起应同时注射治疗。

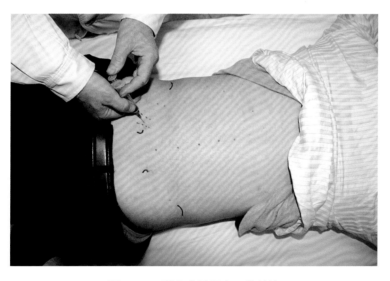

图 6-4-2 臀上皮神经卡压注射法

五、臀大肌止点末端病

【局部解剖】　本病主要指臀大肌和臀中肌的病变。臀大肌起自骶骨、髂骨后面，止于股骨臀肌粗隆，并与阔筋膜张肌联合形成髂胫束。臀大肌的功能主要是使大腿后伸及外旋。臀大肌受来自第5腰神经至第2骶神经的臀下神经支配。臀中肌被臀大肌覆盖，起自髂嵴下方的髂骨背侧偏外，止于股骨大转子，其功能主要是使大腿外展并参与大腿的内旋和外旋（图6-5-1）。

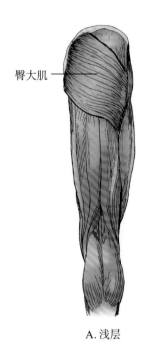
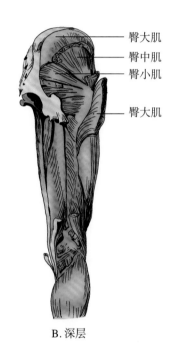

臀大肌

臀大肌
臀中肌
臀小肌
臀大肌

A.浅层　　　　　　　　　　　　B.深层

图 6-5-1　臀肌解剖

【病因及发病机制】　过度使用、劳损引起臀肌的肌肉筋膜的慢性炎性病变，或髂骨止点末端病的病理改变。有时是腰椎间盘突出症的继发病变引发症状。

【临床表现】　臀部疼痛，体前屈（屈髋）疼痛。检查：臀肌压痛，或髂骨翼下侧臀大肌压痛或起点压痛，抗阻力伸髋疼痛，过度体前屈疼痛，为臀大肌肌筋膜炎。偏中外压痛，抗阻大腿外展痛可能为臀中肌肌筋膜炎；若压痛在肌髂骨起点为末端病。由于臀中肌被臀大肌覆盖，髋关节用力后伸压痛点消失，可能病变在臀中肌。

【注射治疗】

1.药物：复方倍他米松 1.0 ml＋1%～2%盐酸利多卡因 5.0 ml。吸入注射器备用。

2.操作：患者俯卧，找到臀肌压痛点即为肌筋膜炎，压痛浅在为臀大肌病变。注射针头刺过皮肤、皮下，透过深筋膜即可注入药物。若是臀中肌病变，针头应穿过臀大肌到达臀中肌后注射药物。髂骨翼后下骨下缘臀肌止点压痛点为末端病，在深筋膜下及自臀肌斜向上达到骨面分别注入药物（图6-5-2）。

【提示】　应注意与臀上皮神经炎及臀部脂肪疝鉴别。如有腰椎间盘突出症应同时治疗。

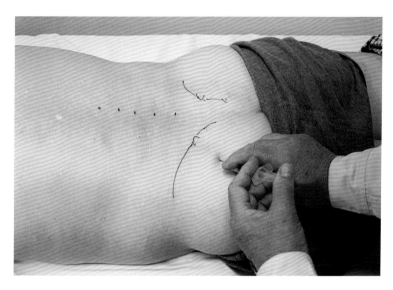

图 6-5-2　臀肌止点注射法

六、梨状肌损伤综合征

【局部解剖】 梨状肌起自骶骨前面，止于股骨大粗隆后方，受 L4~S2 神经支配。体表标志：梨状肌的上缘是髂后上棘至股骨大粗隆顶点的连线；下缘：髂后上棘至尾骨尖连线的中点，此点至股骨大粗隆顶点的连线即梨状肌的下缘。梨状肌上孔穿出臀上神经及血管，梨状肌下孔穿出臀下神经及坐骨神经（图 6-6-1）。但有 1/3 左右的人坐骨神经在梨状肌中间穿出，少部分人从其上穿出。

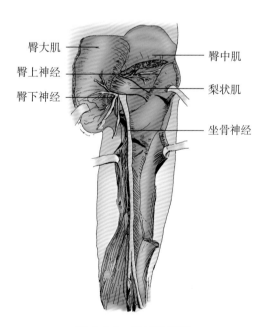

臀大肌　　　　　　　　　　臀中肌
臀上神经　　　　　　　　　梨状肌
臀下神经
　　　　　　　　　　　　　坐骨神经

图 6-6-1　梨状肌解剖

【病因及发病机制】 受凉，梨状肌扭伤、痉挛常波及上、下穿出的神经，尤其穿过梨状肌中间的坐骨神经更易受累。也可继发于腰部疾患如腰椎间盘突出症、腰椎峡部不连、腰椎骨关节病、骶髂关节炎、妇女盆腔炎等。

【临床表现】 有抬重物或扭伤史，或臀部受凉史，腰臀部疼痛并向大腿外侧放射，跛行。检查：髂后上棘至尾骨尖的连线中点可触到梨状肌肿胀、痉挛及硬韧的条索，压痛明显，其上、下孔神经出口处压痛更明显。如果刺激了坐骨神经直腿抬腿试验（＋），＜60°疼痛明显，超过 60° 反而减轻，这可与腰椎间盘突出症鉴别。

【注射治疗】

1. 药物：复方倍他米松 1.0 ml＋1％～2％盐酸利多卡因 5.0 ml。吸入注射器备用。

2. 操作：患者俯卧，在髂后上棘至尾骨尖的连线中点至与股骨大粗隆连线的内 1/3 处找到上述压痛点。垂直进针穿过臀大肌有突破感，即达到梨状肌表面（有硬韧感），穿过肌膜缓慢注入药物。如果针刺患者有串麻感说明刺到了神经，应退针 3~5 mm 再注入药物（图6-6-2 ）。

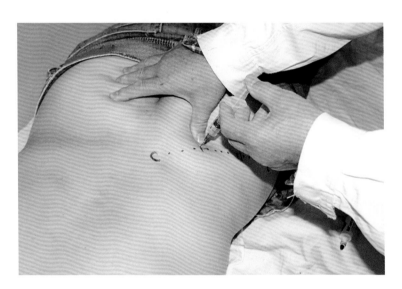

图 6-6-2　梨状肌压痛点注射法

【提示】 注射治疗的目的不是麻醉坐骨神经，而是缓解梨状肌的痉挛等病变，因此注射部位是梨状肌而不是坐骨神经。本病按摩、针灸也有效，可先试用。如是继发的梨状肌综合征注射治疗也有效，但必须同时治疗原发疾患。

七、臀部滑囊炎

【局部解剖】 臀肌与髂骨之间或三层肌肉间可有滑囊。滑囊位置常在臀部外上 1/4 处（图6-7-1 ）。

【病因】 活动过多、劳累可能是致病原因。

【临床表现】 臀的外上部疼痛。臀部外上 1/4 处压痛。被动屈髋、外展、内收疼痛。抗阻力外展后伸疼痛。抗阻力下压痛减轻。

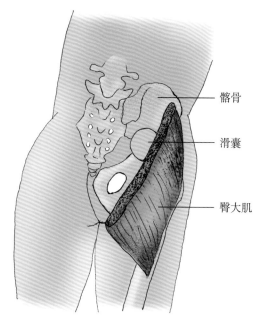

图 6-7-1 臀部滑囊解剖

【注射治疗】

1. 药物：复方倍他米松 0.5~1.0 ml＋1％~2％盐酸利多卡因 4.0~5.0 ml。吸入注射器备用。

2. 操作：患者侧卧。患肢在上，髋、膝关节半屈曲位。医者拇指找到压痛点，垂直进针直达骨面，即可注入药物（图 6-7-2）。

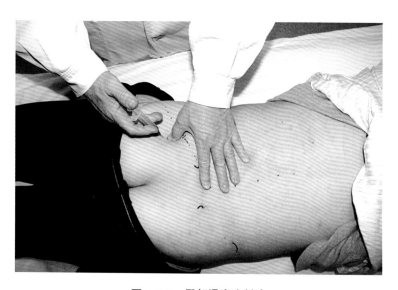

图 6-7-2 臀部滑囊注射法

【提示】 有时滑囊不在骨与臀肌之间，而在臀肌之间，进针可试行刺过层层肌肉注射。

八、骶髂关节损伤和骶髂关节炎

【局部解剖】　骶髂关节由骶骨和两侧的髂骨组成，有一个由后向前的倾斜角。骶髂关节是一个微动关节，前后有坚强的韧带稳固。关节的体表位置在髂后上棘内下的凹陷处（图6-8-1）。

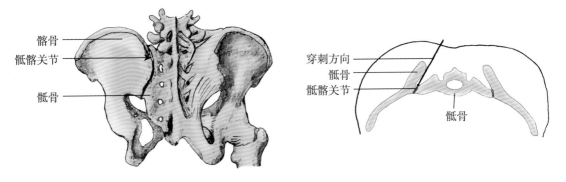

图 6-8-1　骶髂关节解剖

【病因及发病机制】　急性关节扭伤引起关节韧带损伤，孕妇产后也常患骶髂关节炎。关节"半脱位"或滑膜嵌入更是常见。强直性脊柱炎早期症状也在此处。

【临床表现】　患者扭伤或弯腰提重物或早晨起床时突然发病。行走承重疼痛，偶有类似坐骨神经刺激症状。关节"半脱位"或滑膜嵌入时常常患肢不敢承重。检查：骶髂关节处压痛深在，骨盆分离、挤压试验（＋）。屈膝屈髋纵轴挤压试验（＋）。X线检查多无明显阳性所见。

【注射治疗】

1. 药物：复方倍他米松0.5 ml+1%～2%盐酸利多卡因2.0 ml。吸入注射器备用。

2. 操作：患者俯卧，在髂后上棘内下约1.0～1.5 cm相当于S2棘突水平、髂骨缘内侧1 cm用长针头向外前45°刺入直达关节，进针有突破韧带韧性的感觉，注入药物（图6-8-2）。

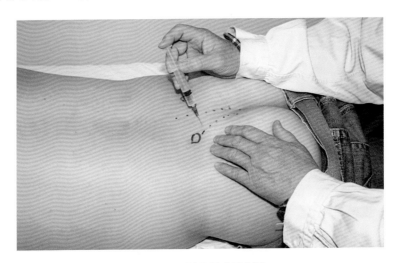

图 6-8-2　骶髂关节注射法

【提示】　关节扭伤可配合物理治疗。关节"半脱位"或滑膜嵌入可先做手法推拿常起到立竿见影的效果。有残余疼痛或推拿无效采用注射治疗。治疗后应休息2~3周。

九、耻骨联合骨软骨炎

本病常见于足球后卫运动员，也见于孕妇产后。

【局部解剖】　耻骨联合为软骨连接，耻骨联合上有腹直肌附着，耻骨支下有内收肌附着。运动中受内收肌牵拉力（图6-9-1）。

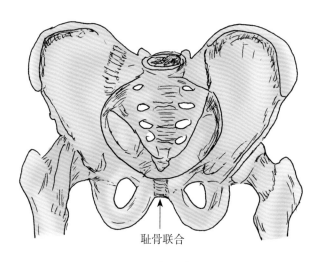

耻骨联合

图6-9-1　耻骨联合解剖

【病因及发病机制】　内收肌的慢性劳损引起静脉痉挛、回流受阻，造成耻骨部缺血性坏死。

【临床表现】　耻骨部疼痛可向大腿内侧会阴部放射。久坐后起立、久站后坐下疼痛，大腿外展疼痛，足球运动员踢内侧球时疼痛。检查：耻骨联合部压痛，有时腹直肌耻骨联合部止点压痛。内收肌耻骨止点压痛。腹直肌抗阻痛，内收肌抗阻痛。4字试验（＋）。X线检查可作参考，有时可见到耻骨联合脱钙，骨缘不光滑或有凹凸不平。

【注射治疗】

1. 药物：复方倍他米松0.5~1.0 ml＋1%~2%盐酸利多卡因2.0~3.0 ml。吸入注射器备用。

2. 操作：患者仰卧，找到耻骨联合或其上、下肌止处的压痛点，针头达到骨缘注入药（图6-9-2）。

【提示】　有时痛点不止一处，应逐点注射。

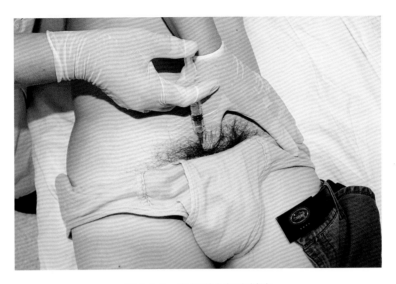

图 6-9-2　耻骨联合部注射法

十、髂腰肌筋膜炎

【局部解剖】 髂腰肌由腰大肌和髂肌组成。腰大肌起自 5 个腰椎椎体和第 12 胸椎椎体。髂肌位于髂窝内，髂窝是髂肌的起点。髂肌与腰大肌以共同腱止于股骨小转子稍后下方。髂腰肌的主要功能是使大腿屈曲和外旋（图 6-10-1 ）。

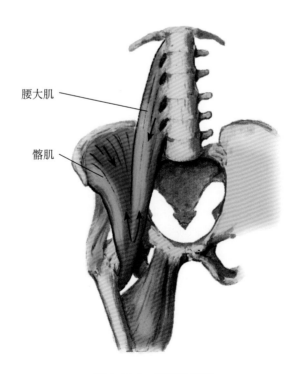

腰大肌

髂肌

图 6-10-1　髂腰肌解剖

【病因】　过多的跑跳大腿用力前屈造成肌筋膜劳损，大腿劈叉又可致急性损伤。

【临床表现】　患者主诉后腰骨盆后面疼痛不适。检查：找不到压痛点。患者指骨盆后内疼痛。可以有不太明确的叩击痛。关键体征是抗阻屈髋痛，痛在后腰骨盆处。

【注射治疗】

1. 药物：复方倍他米松 1.0 ml＋1%~2% 盐酸利多卡因 5.0 ml。吸入注射器备用。

2. 操作：髂嵴上缘 2~3 cm 估计疼痛点，用长针头 30° 角斜向髂骨前面，进针 3 cm 左右，回抽无血，即可注入药物。注射后做抗阻屈髋动作疼痛消失即为操作正确（图 6-10-2）。

【提示】　注射针头要紧靠髂骨，以避免伤及盆腔脏器。

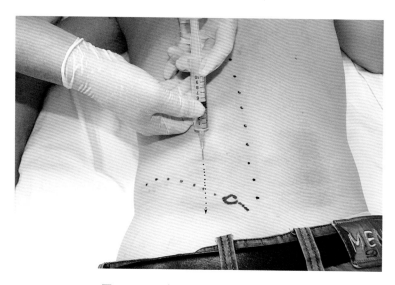

图 5-10-2　髂肌注射法（髂骨前进针）

十一、髂腰肌下滑囊炎（髂耻滑囊炎）

【局部解剖】　髂腰肌下行至髋关节处变成腱性组织走行于髂股韧带和耻骨韧带之间的关节囊处。腱与股骨头或髋臼缘摩擦形成滑囊（图 6-11-1）。

【病因及发病机制】　运动中髋关节经常屈曲、内收、外展，如跨栏的跨越腿、舞蹈的旁开腿动作，久之刺激滑囊发炎、肿胀、积液。

【临床表现】　急性期髋前部疼痛，常呈屈曲外旋位，可刺激股神经向大腿前内侧放射。髋前腹股沟区压痛，重复屈髋内收、外展痛，抗阻力屈髋痛，被动髋关节过伸痛（腰大肌试验）。慢性期髋可伸直，髋关节外展、外旋、回旋可有弹响。局部压痛，腰大肌试验（＋）。

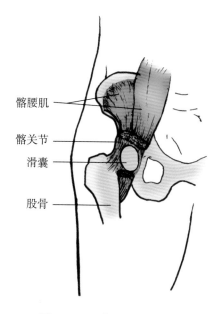

图 6-11-1　髂腰肌下滑囊解剖

【注射治疗】

1.药物：复方倍他米松 0.5~1.0 ml＋1％~2％盐酸利多卡因 2.0~3.0 ml。吸入注射器备用。

2.操作：患者仰卧，髋关节伸直位。腹股沟韧带下触到股动脉向外下各移 2 cm，在缝匠肌内缘，针头指向斜上内直达股骨头稍退针头 3~5 mm 注射药物（图 6-11-2）。应无明显阻力。

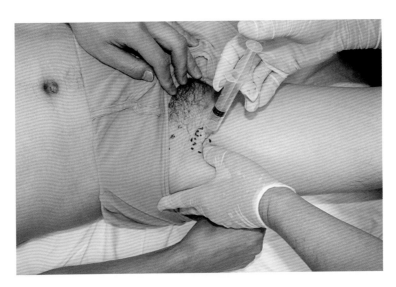

图 6-11-2　腰大肌下滑囊注射法

【提示】　股动脉内侧是股静脉，股动脉外侧是股神经，穿刺点在外侧比较安全，不易刺到血管引起出血、血肿。不要注射到神经上，注射位置不宜过浅，注射点应在神经、血管下面。

十二、股骨小粗隆肌止点末端病

【局部解剖】　股骨近端内侧有骨隆起为股骨小粗隆。此处是髂肌和腰肌联合肌腱的止点。髂腰肌收缩使股骨外旋和髋关节屈曲（图 6-12-1）。

【病因及发病机制】反复屈髋动作，如过多的跑跳活动牵拉肌止点小粗隆，致使肌止点小粗隆慢性炎症反应，引发症状。

【临床表现】患者跑跳、行走等用力屈髋动作可引起疼痛，髋外旋可以触到小粗隆压痛。可有抗阻屈髋痛。

【注射治疗】

1.药物：复方倍他米松 1.0 ml＋1％~2％ 利多卡因 5.0 ml。吸入注射器备用。

2.操作：患者仰卧，下肢稍外展外旋。术者触到小粗隆压痛点。局部充分消毒。术者拇指消毒后再确定小粗隆压痛点，针头斜向小粗隆进针达到骨面后稍退针头，沿小粗隆周围注入药物。可有轻度阻力。如阻力过大可能注入肌腱内，引起变性（图 6-12-2）。

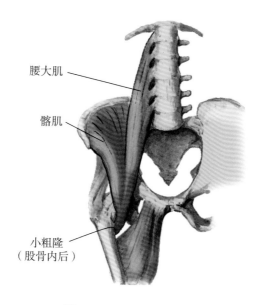

腰大肌

髂肌

小粗隆
（股骨内后）

图 6-12-1　股骨小粗隆解剖

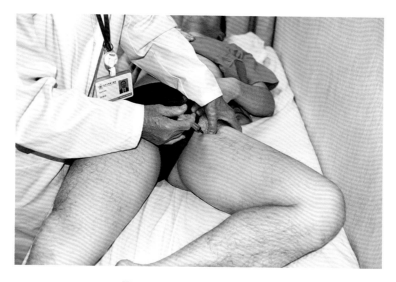

图 6-12-2　股骨小粗隆注射法

【提示】 由于小粗隆比较深在，注射准确有一定的难度，注意针头的方向和深度。注射后需要检查痛点是否消失，做抗阻屈髋动作是否疼痛消失。

十三、坐骨结节滑囊炎

【局部解剖】 坐骨结节后与臀大肌间有一滑囊（图 6-13-1）。

【病因及发病机制】 坠落时臀部着地坐骨结节受挫；久坐，长时间骑马、骑自行车引起滑囊发炎。有时合并于坐骨结节末端病。

【临床表现】 坐骨结节后面痛，坐位时疼痛。坐骨结节背后压痛。直抬腿也可能疼痛。一般腘绳肌抗阻力不痛。

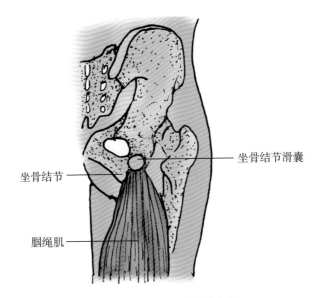

图 6-13-1 坐骨结节滑囊解剖

【注射治疗】

1. 药物：复方倍他米松 0.5 ml+1%～2% 盐酸利多卡因 2.0～3.0 ml。吸入注射器备用。

2. 操作：患者侧卧屈膝屈髋或膝胸卧位。医者一手触到坐骨结节后侧压痛点，针头垂直进针达坐骨结节后面直到骨面，稍退针即可注入药物（图 6-13-2）。

【提示】 如合并坐骨结节末端病，应药物加倍同时注射治疗。

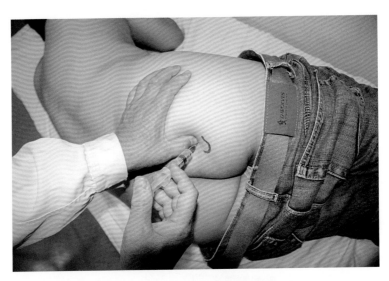

图 6-13-2 坐骨结节滑囊注射法

十四、坐骨结节肌止点拉伤和末端病

【局部解剖】 坐骨结节是腘绳肌（半腱肌、半膜肌、股薄肌）的起点，腘绳肌是伸髋屈膝的双关节肌（图 6-14-1）。

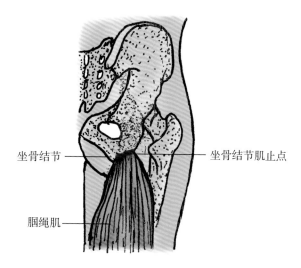

图 6-14-1 坐骨结节肌止点解剖

【病因及发病机制】 过度伸髋和跑跳扒地皆可引起急性拉伤；长期慢性劳损也可引起坐骨结节的末端病改变。

【临床表现】 坐骨结节部疼痛。膝关节伸直向前压腿时坐骨结节部疼痛，跑跳扒地时疼痛。检查：坐骨结节压痛，压痛点常在坐骨结节下面。可能触到坐骨结节增大，抗阻屈膝伸髋痛。被动直抬腿痛。

【注射治疗】

1. 药物：复方倍他米松 0.5~1.0 ml + 1% ~2% 盐酸利多卡因 4.0 ml。吸入注射器备用。

2. 操作：患者俯卧位，或侧卧屈膝屈髋，或膝胸卧位。医者一手触到坐骨结节压痛点，针头向上斜行垂直坐骨结节达骨面，稍退后到腱止点的表面注入药物的一半，退回针头再刺入坐骨结节的前侧注入另一半药物（注射到腱骨附着点周围）（图 6-14-2）。2 周后可重复注射。

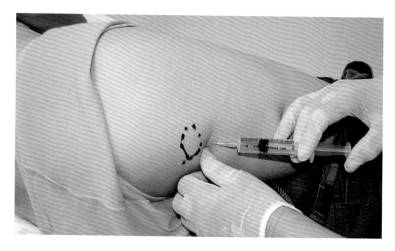

图 6-14-2 坐骨结节部注射法

【提示】

1. 注射时不应有大的阻力。阻力大可能注射到肌起点内，反应大，效果不好，且易引起变性。

2. 末端病患者可试用冲击波治疗。

十五、股骨大粗隆挫伤、血肿和滑囊炎

【局部解剖】 股骨大粗隆处有两个滑囊。一个是在臀大肌腱膜与股骨大粗隆间的深部滑囊；另一个在皮下与臀大肌腱膜之间（图 6-15-1）。

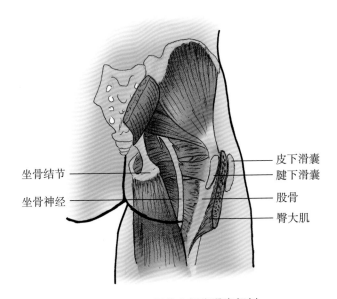

图 6-15-1　股骨大粗隆滑囊解剖

【病因及发病机制】

1. 皮下滑囊炎：多因皮下挫伤引起，如足球守门员扑球时大粗隆部着地，引起急性挫伤出现皮下血肿。血肿治疗不当形成滑囊肿胀、积液，即为皮下滑囊炎。经常反复大粗隆部撞地摩擦，也可引起滑囊肿胀、积液成为慢性滑囊炎。

2. 深部滑囊炎：多因跑跳过多，臀大肌腱膜与股骨大粗隆长期反复摩擦引起滑囊发炎、肿胀、积液。

【临床表现】

1. 皮下挫伤、血肿：伤后很快肿胀、疼痛，局部隆突，有波动感，压痛，可有局部热感。

2. 晚期皮下滑囊炎：运动、着地或触摸时疼痛。检查：大粗隆部肿胀隆起，压痛，有波动感。

3. 深部滑囊炎：跑跳时大粗隆部疼痛。检查：大粗隆部肿胀，隆突不明显，有压痛，髋关节内收时髋膝伸屈大粗隆部疼痛，外展时伸屈疼痛减轻。

【注射治疗】

1. 药物：复方倍他米松 1.0 ml+1%～2%盐酸利多卡因 5.0 ml。吸入注射器备用。

2.操作：患者健侧卧，健侧下肢伸直。患侧髋关节半屈曲。

（1）皮下挫伤、血肿和皮下滑囊炎：触到最隆起的地方，皮肤局麻后垂直或斜行进针到滑囊内，先用较粗的针头抽出积血或积液，然后换装有药物的针管缓慢注入药物（图6-15-2）。

（2）深部滑囊炎：患者健侧卧，压痛隆起中心垂直或稍斜行进针达大粗隆骨面，稍退针即可注入药物。

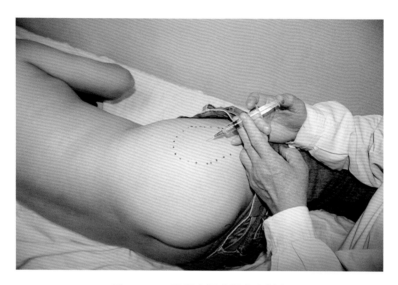

图 6-15-2 股骨大粗隆滑囊注射法

【提示】

1.皮下挫伤、血肿和滑囊炎：注入药物后必须用厚的棉花或海绵加压包扎 2~3 周，以防复发。

2.深部滑囊炎：注射后应减少活动量。可以辅助物理治疗。

3.久治不愈的滑囊炎症状明显可手术切除。

十六、髋关节骨关节病和滑膜炎

【局部解剖】 髋关节由髋骨的髋臼和股骨头组成。髋臼深而大，股骨头偏小。髋关节的关节囊韧带坚韧，关节周围又有坚强厚韧的肌肉包绕，故髋关节比较稳固（图6-16-1）。

【病因及发病机制】 关节扭伤和关节超范围的活动可引起急性滑膜炎。长期运动劳损和关节骨折损伤关节软骨，导致骨关节病。

【临床表现】 髋关节活动痛，重者休息时也痛，甚至跛行。检查：髋关节前关节隙压痛和外侧关节隙压痛（大粗隆与髂骨缘之间）。髋关节伸、屈以及内、外旋疼痛、受限。4 字试验（＋）。关节肿胀、积液时可见髋关节前腹股沟下饱满。

【注射治疗】 关节内注射。

1.药物：①复方倍他米松 1.0 ml＋1%～2%盐酸利多卡因 5.0 ml。吸入注射器备用。

②玻璃酸钠 2.0~2.5 ml。吸入注射器备用。

2.操作：腹股沟韧带中点下方 2.0 cm 触到股动脉搏动，向外移 1.5 cm 垂直进针进入关节内，稍退针即可注入药物。注射时无明显阻力即为进入关节内（图 6-16-2）。

【提示】

1.单纯滑膜炎：仅注射复方倍他米松 1.0 ml＋1%～2%盐酸利多卡因 5 ml。

2.关节软骨损伤和骨关节病：注射玻璃酸钠 2.0~2.5 ml，一周 1 次，连续 5 次。如果关节肿胀、炎症明显，压痛显著，第一次可以加复方倍他米松 1.0 ml 一并注射，效果显著。

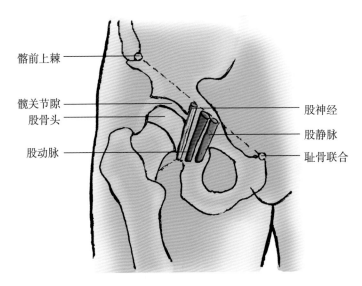

图 6-16-1 髋关节解剖

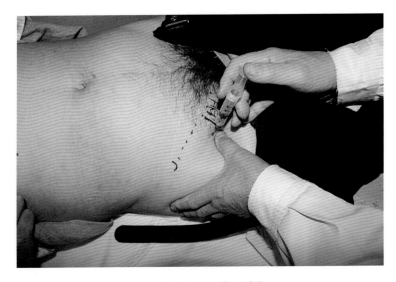

图 6-16-2 髋关节注射法

十七、股外侧皮神经炎

【局部解剖】　股外侧皮神经来自腰2、3神经根，下行经腰大肌在腹股沟韧带深面走行，在髂前上棘下穿过缝匠肌或其前后分两支进入皮下，支配大腿前外侧的皮肤感觉。在髂前上棘下构成一骨纤维管，股外侧皮神经通过其中（图6-17-1）。

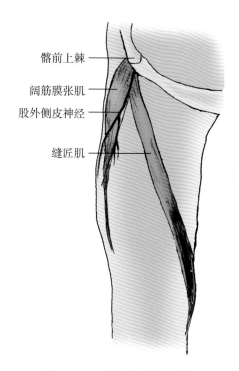

髂前上棘

阔筋膜张肌

股外侧皮神经

缝匠肌

图 6-17-1　股外侧皮神经解剖

【病因及发病机制】　任何原因造成骨纤维管狭窄或发炎刺激、压迫股外侧皮神经皆可引发症状，如髋关节过伸牵拉神经，引起骨纤维管发炎、肿胀、纤维化、粘连、瘢痕形成。

【临床表现】　大腿前外侧酸痛麻木感，疼痛过敏。检查：髂前上棘下压痛、串麻，Tinel征（＋）。大腿前外侧痛觉异常：痛觉减低、麻木或刺痛。

【注射治疗】

1. 药物：复方倍他米松 0.5~1.0 ml + 维生素 B_{12} 500 μg + 1%~2%盐酸利多卡因 5.0~10 ml。吸入注射器备用。

2. 操作：髂前上棘前下 1 cm 找到压痛点垂直进针达到腹股沟韧带深面即可注入药物（图6-17-2A、B）。

【提示】　图6-14-2A示注射点在股外侧皮神经骨纤维管的入口处，如果上述注射效果不佳，可能是股外侧皮神经浅出处引发症状，可于下方浅出处注射。股外侧皮神经的后支约在髂前上棘下 5.0 cm 处浅出，其前支约在髂前上棘下 10.0 cm 浅出。有时大腿感觉异常可能是腰部原因引起，如腰骶神经根炎、腰椎间盘突出症、腰椎骨关节病等，应检查其他症状、体征除外之。

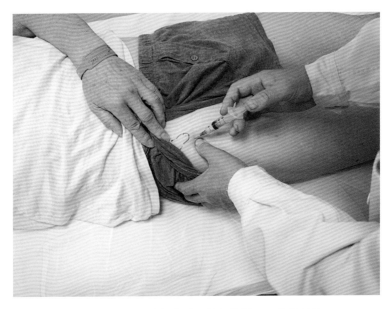

图 6-17-2A　股外侧皮神经骨纤维管入口处注射法

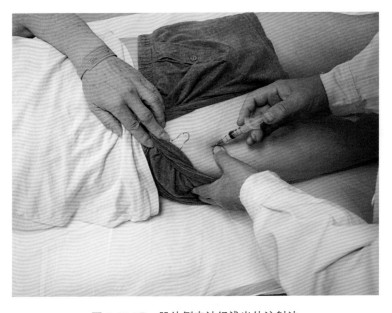

图 6-17-2B　股外侧皮神经浅出处注射法

第七章 大腿部损伤

一、大腿后肌损伤

本病多见于跑跳运动员，尤其跨栏运动员更易发生。

【局部解剖】 大腿后部肌肉统称腘绳肌，包括半膜肌、半腱肌和股二头肌。半膜肌、半腱肌和股二头肌的长头起自坐骨结节，跨越髋、膝两个关节止于胫骨，故其功能为屈膝、伸髋。股二头肌的短头近端起自股骨后侧偏外，下行加入股二头肌腱止于腓骨小头，功能是屈曲膝关节和伸髋（图 7-1-1）。

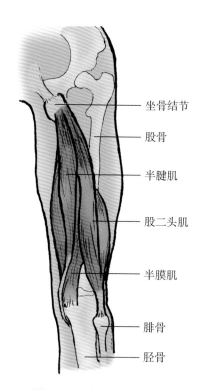

坐骨结节

股骨

半腱肌

股二头肌

半膜肌

腓骨

胫骨

图 7-1-1　大腿后肌群解剖

【病因及发病机制】

1.急性伤：跑跳时扒地用力主动收缩或者向前摆小腿被动牵拉皆可致伤。

2.慢性劳损性伤：可发生于坐骨结节肌起始部（末端病）、肌腹部（肌肉筋膜炎）或发生肌腱腱围炎。多无急性伤史，逐渐发生。

【临床表现】

1.急性伤时突然疼痛或可有撕裂感、响声，当即疼痛，片刻加重。严重者肿胀出血，不能再坚持运动。检查：损伤部压痛、肿胀，如出血明显，肿胀范围大，甚至有张力。如有部分断裂可看到或触到断端凹陷，抗阻力时更明显。抗阻力痛重。

2.慢性劳损性损伤一般无肿胀，局部压痛，抗阻力痛。压痛点可在坐骨结节或肌腹、肌腱处。

【注射治疗】

1.急性伤

（1）药物：复方倍他米松 0.5~1.0 ml＋2%盐酸利多卡因 5.0 ml＋爱维治 10.0 ml。吸入注射器备用。

（2）操作：患者俯卧位，在压痛点注入药物，一部分注射到深筋膜下肌肉外，一部分注射到损伤的肌肉内（图 7-1-2）。1 周后重复注射 2%盐酸利多卡因 5.0 ml＋爱维治 10.0 ml，连续 3~4 次。

2.慢性劳损性伤或陈旧性损伤

（1）药物：复方倍他米松 0.5 ml＋1%~2%盐酸利多卡因 5.0 ml。吸入注射器备用。

（2）操作：患者俯卧位，找到压痛点，药物注射到深筋膜与肌肉之间（图 7-1-2）。2 周后可重复。

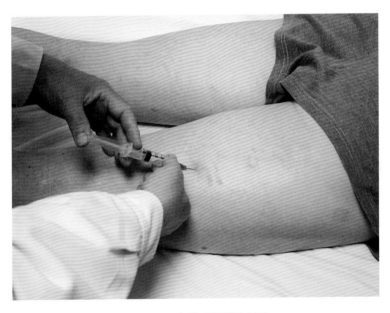

图 7-1-2　大腿后肌群注射法

【提示】

1.急性伤：伤后 48 小时内应冷敷，加压包扎，防止肿胀、出血。如有明显血肿要吸出或清除。伤后 48 小时配合电针和间动电治疗效果更好。同时伤后即做肌肉的拉长，防止瘢痕挛缩致肌肉短缩运动时牵拉疼痛再伤。

2.肌肉肌腱完全断裂或股二头肌一个头完全断裂时须手术缝合。

3.坐骨结节末端病型，可试行冲击波治疗。

4.肌腹肌腱处伤可配合电针灸、按摩、超声波治疗，尤其对有硬韧条索者效果更好。

二、股内收肌损伤

本病多见于马术、体操、杂技、舞蹈及短跑运动员。

【局部解剖】　股内收肌上起自耻骨及坐骨，下止于股骨内侧，主要功能是内收股骨及外旋股骨（图 7-2-1）。

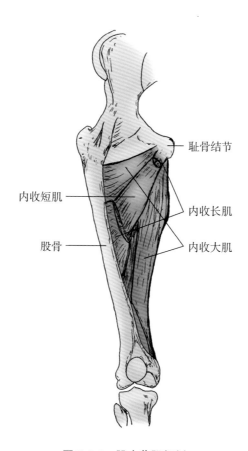

耻骨结节

内收短肌

内收长肌

股骨

内收大肌

图 7-2-1　股内收肌解剖

【病因及发病机制】　马术运动时夹马动作或马鞍撞击致伤；运动时大腿被动过度外展；短跑运动下肢支撑时骨盆内旋皆可牵拉致伤。

【临床表现】　大腿内侧疼痛肿胀，大腿外展痛。检查：大腿内侧肿胀、压痛，可有出血；如有部分断裂可触到凹陷，抗阻时更明显。抗阻力股内收痛。

【注射治疗】

1.药物：复方倍他米松 1.0 ml＋2%盐酸利多卡因 5.0 ml。吸入注射器备用。

2.操作：在压痛点注入药物，一部分注射到深筋膜下肌肉外，一部分注射到损伤的肌肉内（图 7-2-2）。如在内收肌耻骨、坐骨止点处，则将药物注射到骨缘。

【提示】　急性损伤 48 小时内应冷敷后加压包扎。

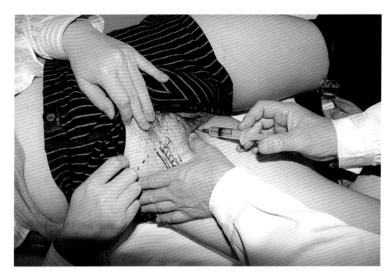

图 7-2-2　股内收肌注射法

三、股四头肌损伤

【局部解剖】　股四头肌的股直肌起自骨盆的髂前下棘。股内、外侧肌起于股骨干前内、外侧方，中间肌起于股骨干前侧，股四头肌下端止于髌骨上缘及两侧的上部（图 7-3-1）。其功能为伸膝关节，并有屈髋作用。

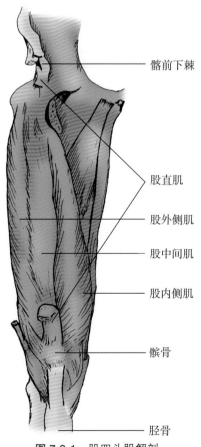

髂前下棘

股直肌

股外侧肌

股中间肌

股内侧肌

髌骨

胫骨

图 7-3-1　股四头肌解剖

【病因】 起跳、疾跑、被动牵拉皆可引起损伤。

【临床表现】 伤时局部突然疼痛，不能用力，肿胀、压痛，如有断裂可有凹陷。抗阻力伸膝痛。

【注射治疗】

1. 药物：复方倍他米松 1.0 ml+1%～2% 盐酸利多卡因 5.0 ml。吸入注射器备用。

2. 操作：患者仰卧，找到压痛点，针头垂直刺入达深筋膜下注入药物（图 7-3-2）。2 周后可重复注射。

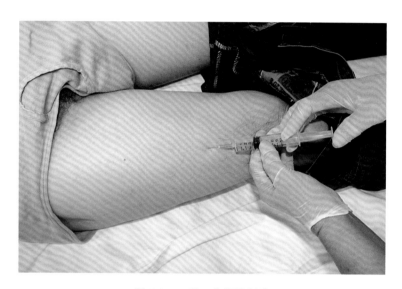

图 7-3-2 股四头肌注射法

【提示】 损伤即刻应冷敷，加压包扎 48 小时，防止肿胀、出血。伤后 48 小时可配合超声波或间动电理疗和针灸治疗，同时应做肌肉拉长位固定，防止瘢痕挛缩。

四、股四头肌挫伤和血肿

【局部解剖】 见图 7-3-1。

【病因及发病机制】 因撞击引起肌肉不同程度的断裂，严重者出现血肿。

【临床表现】 伤后很快肿胀或出血。功能丧失。局部肿胀、压痛，主动伸膝和屈膝牵拉痛，不同程度的屈膝受限。如不及时处理可能出现血肿。

【注射治疗】

1. 药物：复方倍他米松 1.0 ml+1%～2% 盐酸利多卡因 5.0 ml。吸入注射器备用。

2. 操作：患者仰卧，找到压痛点，针头垂直刺入达深筋膜下注入药物（见图 7-3-2）。2 周后可重复注射。

【提示】 伤后及时冷敷、加压包扎，如有血肿应手术清除，结扎破裂的血管。术后配合理疗。伤后要做肌肉拉长位固定，防止瘢痕挛缩。

五、股骨疲劳（应力）性骨膜炎

【局部解剖】 股内收肌群内收大肌、内收长肌、内收短肌都附着于股骨内侧，而其上端的外侧和后侧有臀中肌和臀大肌附着。一般认为内收肌的牵扯易发生肌腱病和骨膜炎。很少提及臀大肌的作用（图 7-5-1）。

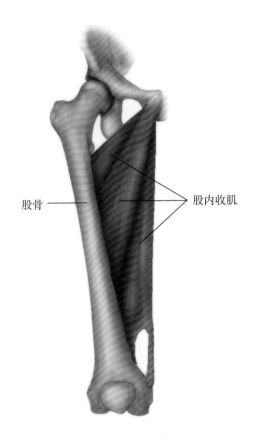

股骨　　　　　　　　　股内收肌

图 7-5-1　股内收肌

【病因】 主要是股内收肌过度使用反复收缩牵拉，致使肌肉股骨附着处发生慢性肌腱炎、骨膜炎、水肿增生，内骨膜髓腔水肿（图 7-5-2）。长期严重持续作用可致应力性骨折。

【临床表现】 大腿内侧疼痛，行走跑跳等运动时疼痛加重，常以中段显著。检查：肌肉可有压痛；或肌肉没有压痛点或抗阻疼痛，但肌肉间隙股骨可有压痛。而有肌肉压痛时可能导致漏诊股骨骨膜炎的诊断。有股骨应力性损伤时，关键体征是"杠杆试验"（＋）：大腿近端置于检查床上，远端置于床外。术者一手按住大腿近端，另一手下压大腿远端，引起大腿疼痛即为（＋）（图 7-5-3）。放射性核素扫描和 MRI 可早期发现异常。

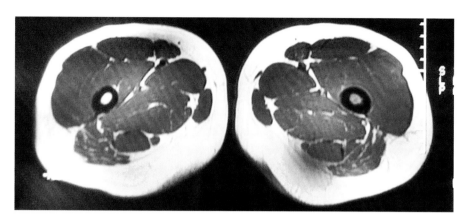

图 7-5-2 MRI 显示左侧股骨髓腔水肿

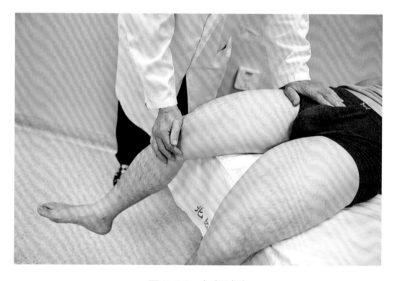

图 7-5-3 杠杆试验

【注射治疗】

1.药物：倍他米松 1.0 ml+1% 利多卡因 10.0 ml。吸入注射器备用。

2.操作：患者仰卧，大腿分开。术者从患者大腿内侧肌肉间找到股骨压痛点。局部充分消毒。术者拇指消毒后再确认压痛点。针头垂直刺入直达骨面，回抽无血后，缓慢注入药物（图 7-5-4）。拔出针头，无菌辅料覆盖压迫止血。2 周后可重复注射。

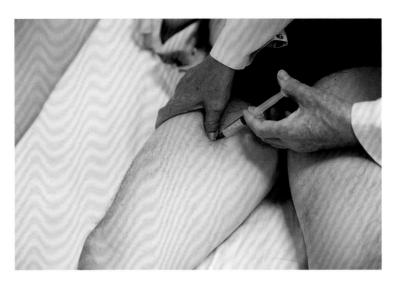

图 7-5-4　股骨疲劳性骨膜炎注射治疗

【提示】 注射治疗只针对骨膜炎的患者。治疗期间应减少活动量。疲劳性骨折不宜注射治疗。

第八章　膝部损伤

一、疼痛性二分髌骨

【局部解剖及发病机制】 髌骨有几个化骨核，成年后如果化骨核间没有封合即成为副髌骨，称为二分髌骨。副髌骨更多发于髌骨的外上角，其与髌骨间为纤维软骨结构连接。此处为解剖弱点，受到牵拉或撞击时容易受伤，牵连到其下的关节软骨也受伤。其边缘的股四头肌肌腱止点也易受到慢性牵拉出现末端病变化（图 8-1-1）。

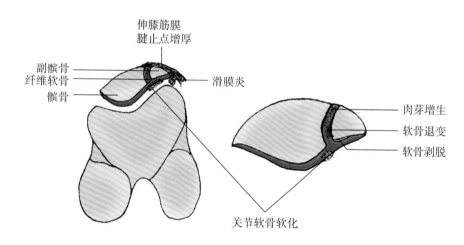

图 8-1-1　二分髌骨解剖及病理示意图

【临床表现】 一次急性牵拉或撞击伤，或跑跳逐渐牵拉损伤。症状为半蹲发力痛，如跳痛、上下楼痛；重者，跑、走路时也痛。检查：副髌骨处隆凸，软组织肥厚，副髌骨边缘压痛，副髌骨表面压痛，有时可触到副髌骨活动。抗阻力伸膝痛。X 线检查可见副髌骨。

【注射治疗】

1. 药物：复方倍他米松 0.5 ml+1％~2％盐酸利多卡因 2.0 ml。吸入注射器备用。

2. 操作：患者仰卧，找到压痛点。如压痛点在副髌骨边缘，针刺到骨缘的深筋膜下肌腱的表面注射一半药量，然后针头退至皮下再穿过肌腱达到腱下滑膜外，注射剩余药物（图 8-1-2）。如果压痛在副髌骨表面，药物注射到骨面即可（图 8-1-3）。2 周后可重复注射。

【提示】 对副髌骨股四头肌肌腱止点末端病者注射治疗效果好。按摩也有效果。保守治疗无效、症状明显时需手术切除副髌骨。

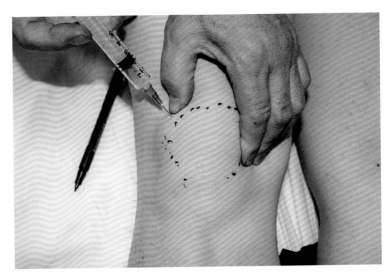

图 8-1-2　副髌骨边缘注射法

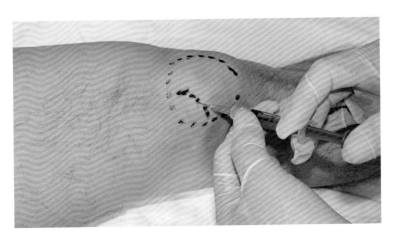

图 8-1-3　副髌骨表面压痛点注射法

二、髌上股四头肌止点末端病

【局部解剖】 髌骨上缘为股四头肌肌腱止点，此处为末端结构，易发生末端病（图 8-2-1）。

【病因】 跑、跳时股四头肌牵扯慢性损伤，少有直接撞击伤者。

【临床表现】 半蹲发力痛，如跳跃、上下楼痛。检查：髌骨上缘压痛，抗阻力伸膝痛。疼痛角度常在 90° 左右。

【注射治疗】

1.药物：复方倍他米松 1.0 ml + 1% ~ 2% 盐酸利多卡因 4.0 ml。吸入注射器备用。

2.操作：患者仰卧，在髌骨上缘找到压痛点，针头斜面向下，于髌骨上缘约 1.0 cm 处斜向远端达到髌骨上缘附近，穿过深筋膜，于股四头肌肌腱表面注入一半药物，退出针头刺入腱下滑膜间注入另一半药物（图 8-2-2）。2 周后可重复注射。

图 8-2-2　髌上股四头肌肌腱止点注射法

第八章　膝部损伤 | 131

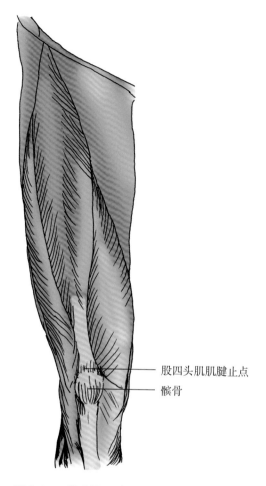

股四头肌肌腱止点
髌骨

图 8-2-1　髌上股四头肌肌腱止点解剖

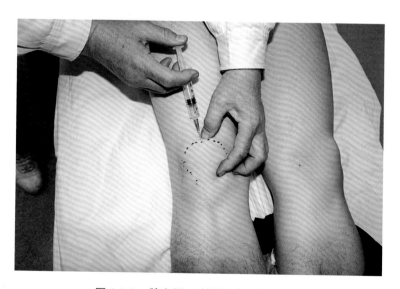

图 8-2-2　髌上股四头肌肌腱止点注射法

【提示】 接近疼痛角度静力半蹲练习及按摩治疗有效。也可行冲击波治疗。

三、伸膝筋膜炎

本病又称伸膝腱膜纤维炎。多见于从事篮球、排球、跳跃等弹跳多项目的运动员。

【局部解剖】 髌骨表面及髌骨两侧向下延至髌腱两侧都是股四头肌腱的延续部分，统称伸膝筋膜。自髌骨两侧的下缘斜向下各形成加厚的条索是髌骨内、外斜束支持带（图 8-3-1）。

【病因及发病机制】 半蹲发力弹跳过多慢性积累致伤。

【临床表现】 半蹲发力痛，弹跳痛，上、下楼痛。检查：髌骨表面、髌骨两侧边缘及髌骨髌腱两侧的伸膝筋膜压痛，抗阻力伸膝痛。有时斜束支持带增生肥厚，甚至膝伸屈时弹响。

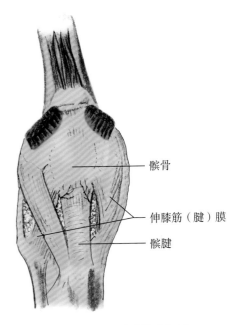

髌骨

伸膝筋（腱）膜

髌腱

图 8-3-1　膝伸膝筋膜解剖

【注射治疗】

1.药物：复方倍他米松 0.5 ml+1%～2%盐酸利多卡因 2.0 ml。吸入注射器备用。

2.操作：患者仰卧，找到上述压痛点，针面向下刺过皮肤、皮下达到伸膝筋膜表面［为易找到伸膝筋膜的感觉，可令患者收缩股四头肌绷劲，此时伸膝筋（腱）膜紧张硬韧，针感较清楚］，注入半量药物，再穿透伸膝筋膜在滑膜与伸膝筋膜之间注入剩余药物。压痛点在髌骨表面，药物注射到髌骨表面即可（图 8-3-2）；压痛点在髌骨缘，针头自髌骨侧方刺入，穿过伸膝筋膜到髌骨缘，在伸膝筋膜与滑膜之间注入药物（图 8-3-3）。2 周后可重复注射。

【提示】 髌骨边缘型者按摩治疗有效。

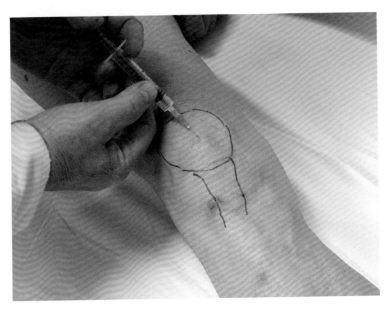

图 8-3-2　伸膝筋膜炎髌骨表面注射法

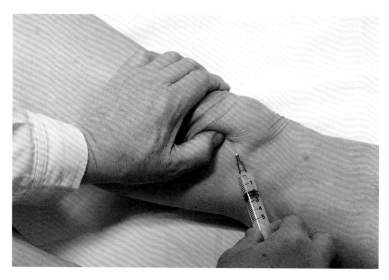

图 8-3-3 伸膝筋膜炎髌骨缘注射法

四、髌腱腱围炎与髌尖末端病

这两种疾病在从事篮球、跳跃、排球等项目的运动员中多发。

【**局部解剖**】 髌骨下端与胫骨结节间由髌腱相连，是股四头肌传递力量伸膝装置的重要部分。肌腱周有腱围组织供肌腱的营养，并在运动中起润滑的作用。肌腱与髌骨尖相接处为腱尖末端装置（图 8-4-1A、B）。

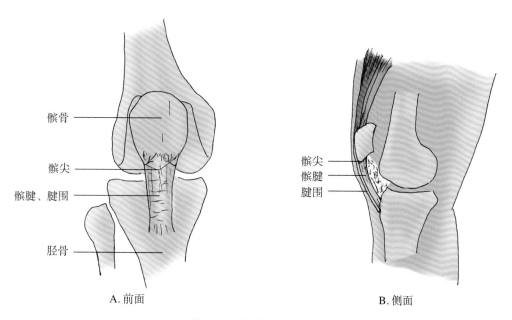

图 8-4-1 髌尖与髌腱解剖

【病因及发病机制】 本病以半蹲发力弹跳过多引起为主，病理变化是髌腱腱围增厚、肿胀、充血、粘连，肌腱变性、增粗，髌尖呈末端病病变。以髌腱疼痛症状为主者为髌腱腱围炎，以髌尖部疼痛症状为主的是髌尖末端病。两者可同时发生。

【临床表现】 半蹲发力跳跃痛，上、下楼痛。检查：髌腱和髌尖部压痛，可触到髌腱腱围肿胀、增厚，髌腱变粗；髌尖处肿胀、增长。抗阻力伸膝痛，疼痛时以角度 90° 左右为主。

【注射治疗】

1.髌腱腱围炎

（1）药物：①爱维治 10.0 ml + 1% ~ 2% 盐酸利多卡因 5.0 ml。②复方倍他米松 0.5 ml + 1% ~ 2% 盐酸利多卡因 2.0 ml。吸入注射器备用。

（2）操作：常规注射药物①。患者仰卧，针斜面向下刺过皮肤再刺有一突破感（腱围外层深筋膜，即到腱的表面），注入药物。有轻度阻力，注射过程中可见药物沿髌腱轮廓隆起，即是正确部位。5~7 天注射 1 次，连续 4~5 次。如局部隆起呈丘状，说明药物在皮下，效果差。推药过程中阻力大，则针头已在腱内，反应大、效果差。如果腱围明显水肿可注射药物②一次于上述部位（图 8-4-2）。

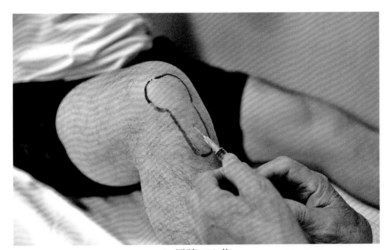

A. 屈膝 90° 位

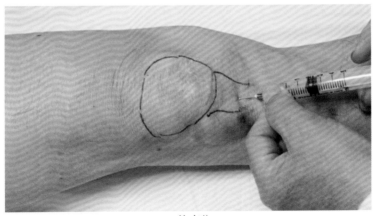

B. 伸直位

图 8-4-2 髌腱腱围注射法

2.髌尖末端病

（1）药物：复方倍他米松1.0 ml＋1%～2%盐酸利多卡因4.0 ml。吸入注射器备用。

（2）操作：患者仰卧，在髌尖下针斜面向下刺过皮肤再刺有一突破感，即到深筋膜下髌尖腱的表面，注入一半药物。然后退出针头到皮下，向上斜行穿过髌腱达到髌尖下后部注入剩余药物（图8-4-3）。如果髌尖下的髌腱旁有压痛点可每侧注射一半药量。有研究认为此处有神经血管束，病变时周围有炎性反应。

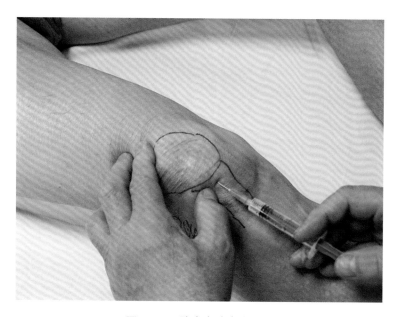

图8-4-3 髌尖末端病注射法

【提示】 本病按摩治疗有效。髌尖末端病可做针灸治疗或冲击波治疗。

五、髌腱前滑囊炎

【局部解剖】 髌腱自髌骨下端连接到胫骨结节。前面有腱围，腱围与皮肤间为皮下脂肪组织，其间可有薄薄的滑囊组织。膝关节活动时有润滑作用（图8-5-1）。

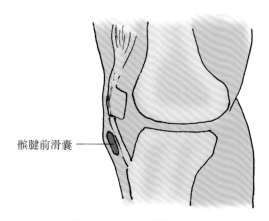

髌腱前滑囊

图8-5-1 髌腱前滑囊解剖

【病因及发病机制】　髌腱前受到撞击挫伤致皮下髌腱间肿胀出血，或者膝关节活动反复经受微细小创伤摩擦引发滑囊肿胀积液，皆可引发症状。摔跤、足球、排球、体操等运动项目触地撞击或跑跳过多时引发症状。一般生活劳动中膝关节跪地的动作也可致伤。

【临床表现】　髌腱前可见肿胀、压痛，膝关节伸屈疼痛，膝过屈疼痛；抗阻力伸膝痛。如滑液增多可有明显隆凸和波动感。

【注射治疗】

1.药物：复方倍他米松 0.5 ml＋1%～2% 盐酸利多卡因 2.0 ml。吸入注射器备用。

2.操作：术者触到髌腱前压痛点或囊性压痛点。局部消毒，术者拇指消毒后再确认压痛点。针头刺入皮下髌腱与腱围间，回抽无回血、推药无明显阻力，缓慢注入药物。如有滑囊针头应刺入囊内，先用空注射器抽出滑液，然后注入药物。按压止血，盖好敷料。如有滑囊应加压包扎 2 周，以防止滑囊炎症复发。2 周后如有症状，可重复注射（图 8-5-2）。

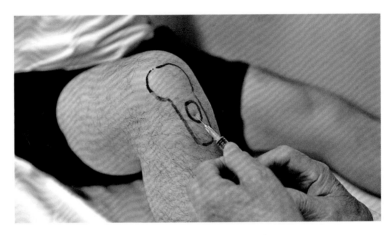

图 8-5-2　髌腱前滑囊注射法

【提示】　应避免药物注射到髌腱内，否则可引发髌腱变性。因此推药时应没有明显阻力。若有明显阻力，针头应稍后退再注射药物。

六、髌腱下滑囊炎

本病多发生于篮球、排球、跳跃等项目的运动员。本病可单独存在，也可与髌腱腱围炎并存，也可认为是髌腱腱围炎的一部分。

【局部解剖及发病机制】　髌腱后与脂肪垫之间有一滑囊，过多半蹲发力跳跃刺激引起发炎，出现症状（图 8-6-1）。

【临床表现】　半蹲发力跳跃痛。检查：髌腱放松时髌腱压痛（＋），痛觉在髌腱后，股四头肌收缩髌腱紧张时压痛消失。抗阻力伸膝痛，疼痛时伸膝角度多在 90° 左右。

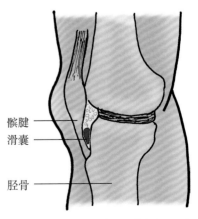

髌腱
滑囊
胫骨

图 8-6-1　髌腱下滑囊解剖

【注射治疗】

　　1.药物：复方倍他米松 0.5 ml+1%~2%盐酸利多卡因 2.0 ml。吸入注射器备用。

　　2.操作：患者仰卧，髌腱放松找到压痛点，针头刺过髌腱达到髌腱下注入药物。膝屈曲90°更易注射（图 8-6-2）。也可以从髌腱旁、髌腱后横向刺入髌腱下注射。

【提示】 可配合物理治疗。

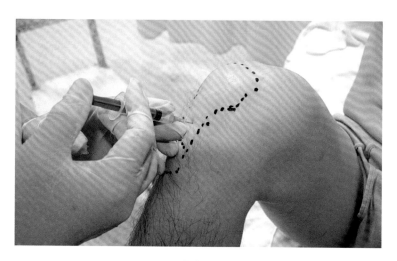

图 8-6-2　髌腱下滑囊注射法

七、胫骨结节骨软骨炎

　　此症是少年时期胫骨结节受到髌腱慢性牵拉，引起骨骺慢性损伤。常常伴有胫骨结节前面、周围或胫骨结节部髌腱后面软组织炎或滑囊炎（图 8-7-1）。

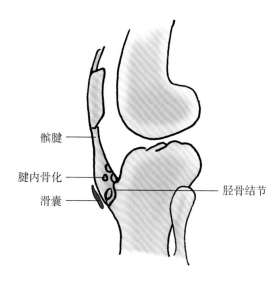

图 8-7-1　胫骨结节骨软骨炎的病理示意图

【临床表现】 半蹲发力跳跃胫骨结节部疼痛，上、下楼痛，严重者走路也痛。检查：胫骨结节隆凸、压痛，压痛可能很浅在，或者在腱止点的两侧压痛，或可触到胫骨结节部软组织肿胀、肥厚。抗阻力伸膝痛，疼痛伸膝角度多在 90° 左右。X 线侧位片可见胫骨结节骨骺隆凸及髌腱内的骨块。

【注射治疗】 注射治疗主要针对胫骨结节周围组织的炎症。

1. 药物：复方倍他米松 0.5 ml+1% ~2% 盐酸利多卡因 1.0~2.0 ml。吸入注射器备用。

2. 操作：患者仰卧，如压痛点在胫骨结节部表面且有轻度肿胀，针刺到硬韧面即可。如果压痛点在胫骨结节近端髌腱深层或两侧，应视为其下滑囊炎或周围软组织炎。针头穿过髌腱到髌腱后（下）注射药物，若压痛点在腱的内缘或外缘时斜向髌腱后或两侧注射药物（图8-7-2）。

【提示】 本病可以做物理治疗和冲击波治疗。

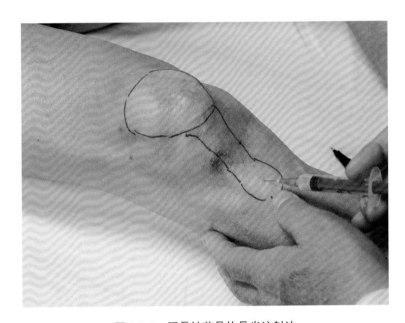

图 8-7-2　胫骨结节骨软骨炎注射法

八、膝内侧副韧带损伤

【局部解剖】 股骨、胫骨有多条韧带连接。其内侧为内（胫）侧副韧带连接。内侧副韧带的深层紧贴滑膜并与内侧半月板相连。浅层分前纵束和后斜束。深、浅两层间有间隙（图8-8-1）。前纵束膝关节屈曲位时紧张防止膝外翻（约 30°），后斜束膝伸直拉时紧张防止膝外翻。

【病因及发病机制】 膝关节受到外翻暴力牵拉韧带致伤。暴力大小不同损伤程度也不同。分为拉伤（仅部分纤维断裂，韧带完整性未破坏）、部分断裂、完全断裂。

【临床表现】 伤后片刻膝内侧疼痛，膝外翻动作加剧疼痛。如断裂则出现不稳。检查：膝内侧肿胀，顺韧带方向压痛。如损伤严重可出现关节肿胀、出血、积液。膝外翻试验（＋），0° 位（膝伸直）、30° 位分别检查。仅疼痛不松弛为韧带拉伤。0° 位疼痛或 30° 位外翻疼痛且

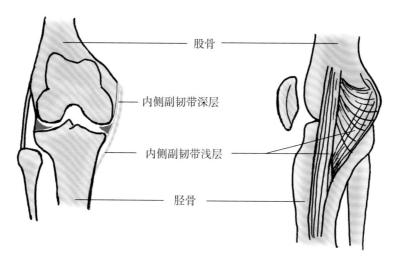

图 8-8-1 膝关节内侧副韧带解剖

松弛开口感为韧带部分断裂。0°位和30°位皆松弛开口感为内侧副韧带完全断裂。有时合并关节其他组织损伤，如半月板、交叉韧带损伤等，应同时检查以免漏诊。

【注射治疗】

1. 药物：复方倍他米松0.5 ml+1%~2%盐酸利多卡因2.0 ml。吸入注射器备用。

2. 操作：患者仰卧，膝屈曲约90°找到韧带压痛点，针头刺过皮肤达到硬韧面即是韧带表面，注射一半药物；针头突破韧带达到浅层韧带的深面再注入剩余药物（图8-8-2）。

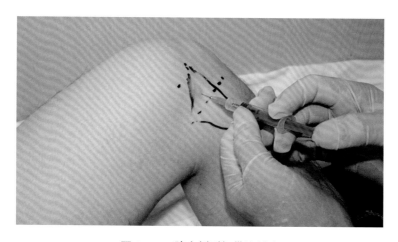

图 8-8-2 膝内侧副韧带注射法

【提示】

1. 注射治疗只针对韧带拉伤，目的是消除损伤性炎症，限制过多瘢痕增生。韧带断裂不应注射糖皮质激素类药物治疗，否则影响愈合。

2. 急性损伤时应冷敷加压包扎48小时，防止肿胀、出血。

3. 运动时应用支持带保护内侧副韧带防止再伤及减轻症状。

4. 可以配合理疗和外用中西药物。

九、膝内侧副韧带下滑囊炎

【局部解剖】 膝内侧副韧带深、浅两层之间有一间隙。膝关节伸屈时两层韧带间相对活动摩擦（图 8-9-1）。

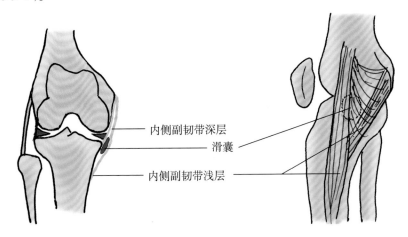

图 8-9-1　膝内侧副韧带下滑囊解剖

【病因及发病机制】 本病是长期慢性摩擦导致。病理变化在内侧副韧带的深、浅两层之间，运动中长期摩擦引起其间软组织呈现无菌性炎症或产生滑囊炎。

【临床表现】 一般无急性受伤史。膝伸屈，如跑步时膝内侧疼痛。检查：内侧副韧带压痛，或有局限性轻度厚韧感。膝外翻轻度痛。膝伸屈痛，膝外翻时伸屈痛加重，内翻时减轻。

【注射治疗】

1. 药物：复方倍他米松 0.5 ml＋1%～2%盐酸利多卡因 2.0 ml。吸入注射器备用。

2. 操作：患者仰卧，膝屈曲约 90° 找到韧带压痛点，针头刺过皮肤达到硬韧面即是韧带表面，再突破韧带达到浅层韧带的深面即韧带深、浅层之间，注入药物（图 8-9-2）。2 周后可重复注射。

【提示】 本病可配合理疗。

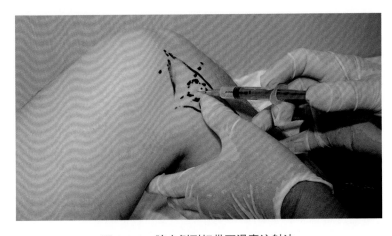

图 8-9-2　膝内侧副韧带下滑囊注射法

十、髂胫束摩擦综合征

本病多发生在中长跑运动员。

【局部解剖及发病机制】 髂胫束由上端的阔筋膜张肌和臀大肌向下延续成薄片的腱性组织。髂胫束止于胫骨外侧前上端。髂胫束通过膝关节外侧与隆起的股骨外上髁接触。膝关节伸屈时两者相互摩擦，久之其间软组织可能发生无菌性炎症或滑囊炎（图 8-10-1）。

【临床表现】 跑、跳、竞走等运动时膝关节外侧疼痛，甚至长跑途中不能坚持而放弃。检查：股骨外上髁处压痛，可有肥厚感。膝关节伸屈疼痛，膝关节被动内翻时主动伸屈（或抗阻力伸屈）疼痛加剧；反之，外翻时膝关节主动伸屈（或抗阻力伸屈）疼痛减轻或消失。

【注射治疗】

1. 药物：复方倍他米松 0.5 ml+1%~2% 盐酸利多卡因 2.0 ml。吸入注射器备用。

2. 操作：患者仰卧，膝屈曲约 90°，找到股骨外上髁压痛点，药物注射到股骨外上髁与髂胫束之间（图 8-10-2）。注射后压痛及活动时疼痛消失。

【提示】 治疗期间应减少跑跳运动。局部可以配合理疗、按摩。

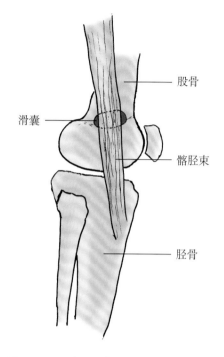

图 8-10-1 髂胫束摩擦综合征的病变部位

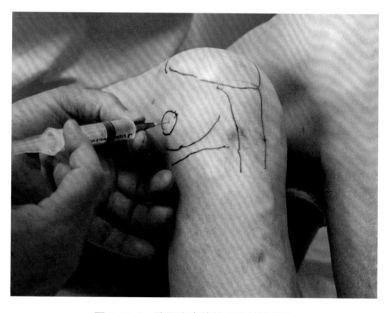

图 8-10-2 髂胫束摩擦综合征的注射法

十一、运动员膝外侧疼痛综合征

本病多发生于长跑运动员。

【局部解剖及发病机制】 膝关节外侧有外侧副韧带、腘肌腱。其下有股骨外髁外面和外侧半月板。外侧副韧带与腘肌腱、半月板间相互摩擦，久之发生炎性反应或产生滑囊炎（图8-11-1）。

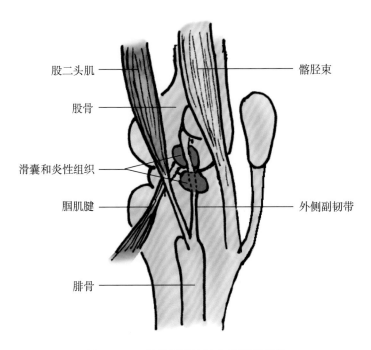

股二头肌

股骨

滑囊和炎性组织

腘肌腱

腓骨

髂胫束

外侧副韧带

图 8-11-1　膝外侧疼痛综合征病变部位

【临床表现】 症状表现与髂胫束摩擦综合征相似。跑、跳、竞走等运动时膝关节外侧疼痛。检查：压痛点在膝关节外侧、外上髁之下至关节隙之间。或在外侧副韧带下，腘肌腱及外侧副韧带、腘肌腱之间，外侧关节隙半月板边缘。

【注射治疗】

1. 药物：复方倍他米松 0.5 ml + 1% ~2% 盐酸利多卡因 2.0 ml。吸入注射器备用。

2. 操作：患者仰卧，膝屈曲约90°，找到上述压痛点。如压痛点在股骨外髁外侧面，病症可能发生在外侧副韧带与股骨外面关节囊间，针头自外侧副韧带旁刺入达到外侧副韧带之下即可推药（图8-11-2）；压痛点在外侧关节隙，针头达到关节隙外面外侧副韧带之间注入药物；有时病变在外侧副韧带与腘肌腱之间，针头自韧带旁刺到外侧副韧带下与腘肌腱之间注射药物（图8-11-3）。

【提示】 本病可配合理疗、按摩治疗。治疗期间控制跑跳运动量。

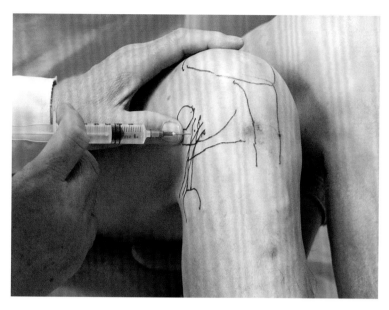

图 8-11-2　膝外侧疼痛综合征注射法

（病变在外侧副韧带与股骨外面关节囊之间）

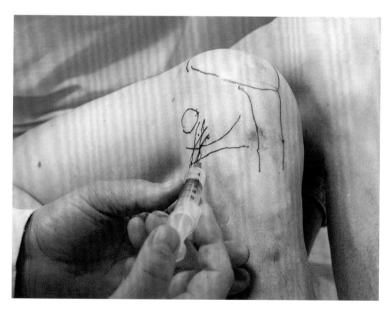

图 8-11-3　膝外侧疼痛综合征注射法

（病变在外侧副韧带与腘肌腱之间）

十二、鹅足腱下滑囊炎

【局部解剖】 缝匠肌、股薄肌、半腱肌在膝关节内侧形成片状联合腱，向前止于胫骨前内侧，功能为屈膝及内旋小腿（图 8-12-1 ）。

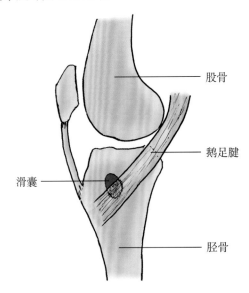

股骨

鹅足腱

滑囊

胫骨

图 8-12-1 鹅足腱下滑囊解剖

【病因及发病机制】 长期跑跳慢性劳损引起鹅足腱与膝内侧副韧带、胫骨间软组织炎或产生滑囊炎。也可以是膝骨关节病的继发症。

【临床表现】 膝关节下内侧跑跳痛，上、下楼痛，甚至走路痛。检查：胫骨上部前内侧相当鹅足腱处轻度隆起、压痛，抗阻力屈膝及抗阻力小腿内旋痛。

【注射治疗】

1. 药物：复方倍他米松 0.5 ml＋1% ～2％盐酸利多卡因 2.0 ml。吸入注射器备用。

2. 操作：患者仰卧，膝屈曲约 90°，找到压痛点。针头直达胫骨面稍退后即注入药物（图8-12-2 ）。2 周后可重复注射。

【提示】 本病可配合理疗。保守治疗无效、症状明显者可手术切除。

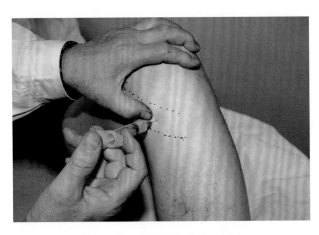

图 8-12-2 鹅足腱下滑囊注射法

十三、膝半月板周围炎

半月板损伤是常见的运动创伤，单纯半月板周围炎并不多见。

【**局部解剖**】 股骨、胫骨关节间两侧各有一个半月形的软骨，横截面呈关节缘厚、游离缘薄的三角形嵌于关节隙两侧（图 8-13-1）。半月板有减震、增加关节流利滑动、分配关节滑液、限制膝关节过度伸屈等生理功能。伸膝时半月板随胫骨向前滑动，屈膝时半月板向后滑动。膝关节旋转时半月板与股骨髁相对滑动。

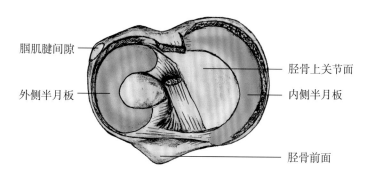

胴肌腱间隙　　　　胫骨上关节面

外侧半月板　　　　内侧半月板

胫骨前面

图 8-13-1 膝半月板解剖

【**病因及发病机制**】 膝关节伸屈伴有旋转时半月板发生矛盾运动，就易产生损伤或撕裂。大的暴力也可损伤。长期慢性劳损可引起半月板周围软组织发炎，产生症状。

【**临床表现**】 与半月板撕裂不同，半月板周围炎没有交锁症状，也不会引起关节明显肿胀、积液。主要症状是运动时关节缘疼痛。检查：半月板所在关节隙压痛，可有半月板前角挤压痛（Kellogg-Speed 征），侧方挤压痛。强力旋转小腿可能引起疼痛。关节造影和 MRI 检查没有半月板撕裂征象。

【**注射治疗**】

1. 药物：复方倍他米松 0.5 ml+1%～2%盐酸利多卡因 2.0 ml。吸入注射器备用。

2. 操作：患者仰卧，膝屈曲约 90°，找到关节隙压痛点，针头垂直刺入关节隙缘，触到硬韧即达到半月板边缘，将药物注射到此点及前后部（图 8-13-2）。

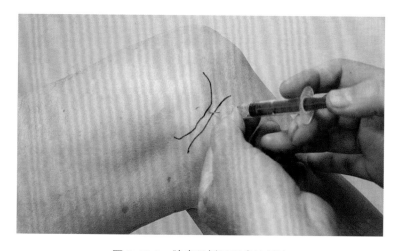

图 8-13-2 膝半月板周围炎注射法

【提示】 注射时针头不要刺入太深，即不要进入半月板内（针头到达半月板边缘有硬韧感不要再进针；推药时应无阻力，如果有阻力表明针头在半月板内，稍退针头再注射），否则会损伤半月板引起变性。也可试行按摩治疗。

十四、髌股关节软骨软化症

本病是运动员最常见的运动损伤，在篮球、排球、跳跃、投掷运动员中更常见；普通人群也多有发生。

【局部解剖】 髌骨和股骨的滑车构成关节，相对关节面为关节软骨。股四头肌收缩用力通过髌骨 - 髌腱 - 胫骨结节完成伸膝动作。膝关节伸屈半蹲发力时髌股关节面因力矩大而承受压力（图 8-14-1）。

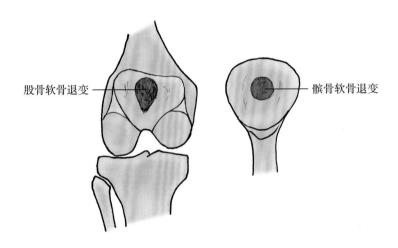

图 8-14-1　髌股关节软骨软化症的病理示意图

【病因及发病机制】 髌股关节长期半蹲发力、跳跃，关节面不断磨损撞击，长期积累致慢性损伤，关节软骨软化破坏；关节不稳、不合槽的运动更易致伤；一次暴力撞击也可损伤软骨。

【临床表现】 主要是膝关节半蹲发力痛（如跳跃、上下坡），打软失力。有时有假交锁症状。检查：髌骨压痛，髌骨边缘指压痛，抗阻力伸膝痛，疼痛时伸膝角度多在 30°~50°。髌骨下可触到或听到粗糙的摩擦音。长期患者可有关节积液，股四头肌萎缩。

【注射治疗】

1. 药物：①玻璃酸钠 2~2.5 ml。②复方倍他米松 1.0 ml + 1%~2% 盐酸利多卡因 2.0 ml。吸入注射器备用。

2. 操作：关节内注射。膝关节穿刺入路有多种，膝伸直位有髌股关节外上、髌股关节内上、髌股关节外下、髌股关节内下、髌股关节外侧、髌股关节内侧入路；膝屈曲 90° 位的内外膝眼，皆可进入关节。以术者的习惯不同而采用不同入路（图 8-14-2）。

常用药物①每周一次，连续 5 次。如果有关节明显滑膜炎，可以注射药物②一次。

为保证效果，无论注射哪种药物，若关节积液明显，应在无菌条件下抽出关节液后再注入药物。

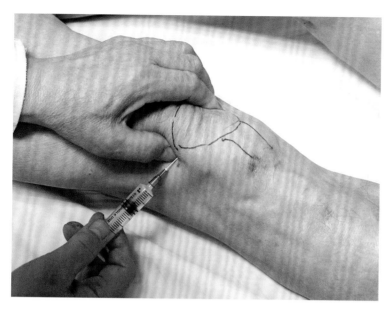

图 8-14-2　膝关节内注射法

【提示】　治疗过程中应调整训练计划，减少半蹲发力动作，加强股四头肌静力训练。配合理疗，如超短波；口服氨基葡萄糖效果更好。

十五、膝关节骨关节病

本病又称骨关节炎、退行性关节炎、老年性关节炎等。

【病因及发病机制】　长期关节劳损、过度使用、外伤、内分泌改变等引起关节软骨广泛退行性变、破坏，进而可有骨质增生、骨刺形成、关节变形、慢性滑膜炎（图 8-15-1）。

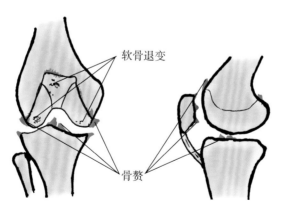

图 8-15-1　膝关节骨关节病的病理示意

【临床表现】　关节疼痛、肿胀或有变形，伸屈受限，走路痛，行动受限，如有关节鼠可有交锁症状。检查：关节畸形。晚期关节伸屈受限，滑膜厚韧，关节积液，关节隙滑膜压痛。挤压痛，髌骨压痛，抗阻力伸膝痛皆可（＋）。可有伸屈受限，内、外翻畸形。X 线片显示骨增生，关节隙狭窄，关节变形增生，骨赘形成，或可见关节鼠。

【**注射治疗**】 治疗方法同髌股关节软骨软化症（见图 8-14-2）。

【**提示**】 轻中度患者注射治疗有效。据报道玻璃酸钠注射有效率轻度患者 100%，中度患者 66.7%，重度患者 4.7%；缓解疼痛率 38%。应配合理疗，口服氨基葡萄糖。应加强膝关节周围肌力练习。同时控制活动量，尤其避免爬山、攀登等活动。治疗无效、症状严重或经常交锁者宜手术治疗。

十六、膝关节急性创伤性滑膜炎

本病因膝关节急性扭伤或其他创伤引起。关节肿胀、积血。

【**局部解剖**】 膝关节囊深层为纤维层，浅层为滑膜层。滑膜层起于关节软骨缘，包绕关节成一封闭的腔。囊腔范围较大，顶部达髌骨上缘四横指，容积可达 80 ml 以上。滑膜血液循环丰富，分泌滑液营养软骨和滑润关节。滑膜组织柔嫩，损伤易出血（图 8-16-1）。

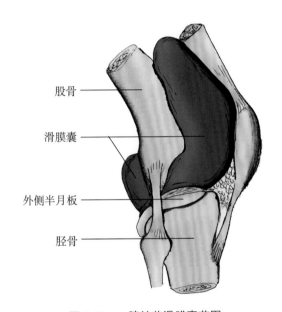

股骨

滑膜囊

外侧半月板

胫骨

图 8-16-1　膝关节滑膜囊范围

【**临床表现**】 伤后关节很快肿胀、疼痛，伸屈受限。检查：关节积液，关节隙滑膜压痛。抽出液多为血性。应除外韧带损伤、半月板损伤和骨折等。

【**注射治疗**】

1.药物：复方倍他米松 1.0 ml+1%～2% 盐酸利多卡因 2.0～5.0 ml。吸入注射器备用。

2.操作：关节内注射，穿刺方法同膝关节内注射法（见图 8-14-2）。

关节内积血时，血液中含有的多种酶，长时间会破坏关节软骨，因此，应先在无菌条件下通过关节穿刺抽出关节内积血，然后注入药物。如能用生理盐水将关节内血液冲洗干净后再注入药物，效果更佳。

【**提示**】 损伤即刻应冷敷，2 天以内的急性期还应加压包扎 2～3 天。而后配合高频理疗。一般 2 周后逐渐活动。

十七、膝关节慢性创伤性滑膜炎

【病因及发病机制】 由急性创伤性滑膜炎未治愈后遗而来，或因其他伤病继发，如半月板损伤、骨关节病、髌骨软骨软化症等，或单纯过度劳损引起慢性创伤性滑膜炎。久之，关节囊滑膜肥厚，甚至粘连。

【临床表现】 关节积液轻重不等，关节酸胀、疼痛不适，运动后症状加重。检查：关节肿胀、积液，浮髌试验（+），滑膜厚韧感，关节缘滑膜局限性压痛。抽出的关节液为黄色，或有絮状物。白细胞计数＜500/ml。

【注射治疗】

1. 药物：①复方倍他米松1.0 ml+1%～2%盐酸利多卡因2.0～5.0 ml。②玻璃酸钠2.0～2.5 ml。吸入注射器备用。

2. 操作：同关节内注射，参见图8-14-2。先在无菌条件下关节穿刺抽出关节内积液，关节内注入药物①。2周后可重复注射1次。关节内可同时注射玻璃酸钠2.0～2.5 ml，每周1次，连续5次，有利于消除滑膜炎。

如是关节缘滑膜局部疼痛和压痛，局部滑膜压痛点注射上述药物①的半量（注射到滑膜外即可）（图8-17-1）。

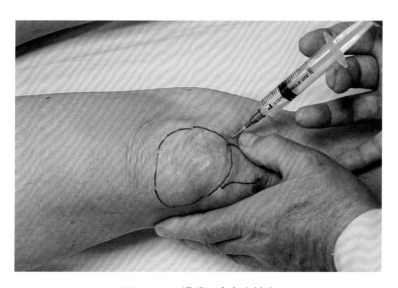

图 8-17-1　滑膜压痛点注射法

【提示】 本病需综合治疗，调整运动量，高频理疗，按摩，外用中药等。

十八、髌股关节滑膜嵌入症

本病是指异常滑膜夹在髌股关节之间，引起疼痛等症状的病变。

【病因及发病机制】 任何原因引起滑膜增生，如先天滑膜皱襞、外伤滑膜损伤增生、软骨损伤、关节炎刺激滑膜增生等，继发增生的滑膜嵌入髌股关节产生症状。滑膜嵌入的部位可在股骨髁侧方，也可在髌上囊（假性髌骨软骨软化症）。嵌入的滑膜可能是条索状、片状或从关节软骨边缘嵌入髌股关节隙。单纯滑膜嵌入较少，往往合并或继发于其他伤病（图8-18-1）。

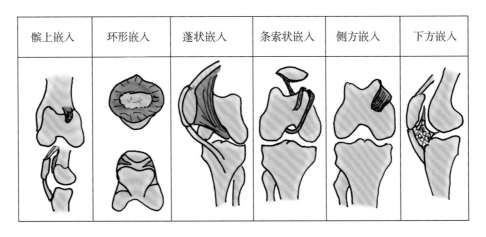

| 髌上嵌入 | 环形嵌入 | 蓬状嵌入 | 条索状嵌入 | 侧方嵌入 | 下方嵌入 |

图 8-18-1 髌股关节滑膜嵌入症病理示意图

【临床表现】 类似髌骨软骨软化症，半蹲发力痛，跳痛，上、下楼痛，严重者行走困难。检查：髌压痛，股骨关节面滑膜嵌入处可触到压痛。抗阻力伸膝痛。

【注射治疗】

1.药物：复方倍他米松 0.5 ml+1%~2%盐酸利多卡因 2.0 ml。吸入注射器备用。

2.操作：嵌入滑膜如在侧方，膝伸直位，将髌骨推向对侧在股骨关节面上找到压痛点按住，针头穿过皮肤刺到嵌入滑膜内，注入药物；嵌入滑膜如在髌上囊（假性髌骨软骨软化症），将膝关节极度屈曲，在股骨滑车上缘找到嵌入滑膜压痛点，针头穿过皮肤刺到嵌入滑膜内注入药物；如是髌下脂肪垫滑膜皱襞嵌入，则自髌下两侧向上内刺入（图8-18-2~图8-18-5）。

【提示】 药物应注射到嵌入的滑膜内，没有必要注射到关节腔内。单纯滑膜嵌入注射治疗效果好。如有其他合并伤病常需一并治疗。

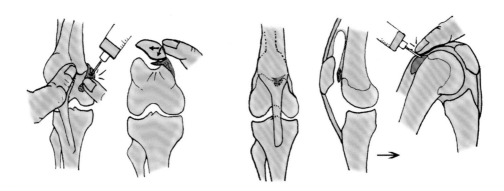

图 8-18-2 滑膜嵌入症注射治疗示意图

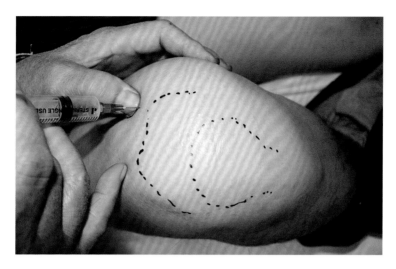

图 8-18-3 滑膜嵌入症的注射法

（假性髌骨软骨软化症滑膜于髌上囊嵌入）

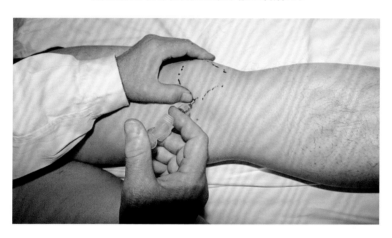

图 8-18-4 滑膜嵌入症的注射法

（滑膜于股骨髁侧方嵌入）

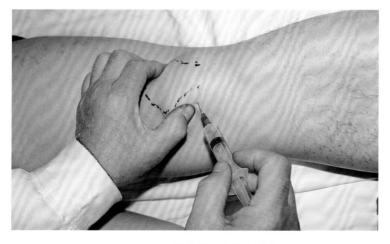

图 8-18-5 滑膜嵌入症的注射法

（髌下脂肪垫滑膜皱襞嵌入）

十九、膝脂肪垫炎

【局部解剖】 膝关节前部滑膜外髌腱后有一类似三角形的脂肪组织，称为脂肪垫（图 8-19-1）。其功能是防止膝关节过伸，有缓冲作用。

【病因及发病机制】 膝关节过伸时脂肪垫受到挤压，发生创伤性炎症、肿胀。

【临床表现】 膝伸直痛，伸直受限。检查：脂肪垫处肿胀，尤其髌腱两侧膝眼处肿胀明显。压痛（＋），膝伸直痛。一般关节内无积液。

【注射治疗】

1. 药物：复方倍他米松 0.5 ml + 1 % ~ 2 % 盐酸利多卡因 2.0 ml。吸入注射器备用。

2. 操作：患者仰卧，膝关节屈曲 90°。屈曲 90° 位较易注射。针头自膝眼斜向关节中央髌腱后方刺入脂肪垫，注入药物（图 8-19-2）。

【提示】 本病可配合理疗消炎，如碘离子透入。

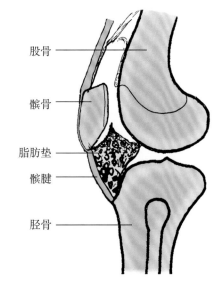

图 8-19-1 膝脂肪垫解剖

股骨
髌骨
脂肪垫
髌腱
胫骨

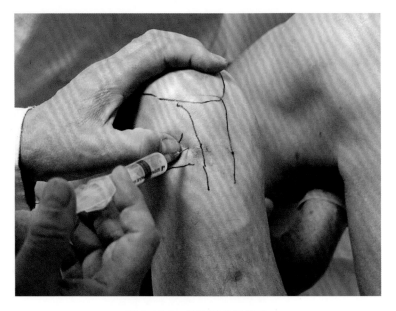

图 8-19-2 膝脂肪垫注射法

二十、髌前挫伤血肿和滑囊炎

【局部解剖】　膝髌骨前有两个间隙，一个在皮下与深筋膜间，一个在深筋膜与股四头肌腱膜骨附着面之间（图 8-20-1）。

【病因及发病机制】　多为髌前撞击急性伤引起出血，多在皮下间隙积血、血肿，如不及时正确治疗则形成皮下滑囊；慢性磨损也可发生滑囊炎，多在深筋膜和腱膜之间。

【临床表现】

1.急性撞击伤：伤后髌前肿胀、疼痛、积血、跪地痛。检查：髌前肿胀、隆起，压痛明显，髌前肿胀处可有波动感。抗阻力伸膝痛。积液多为血性液。

2.慢性滑囊炎：髌前肿胀、隆起，活动多则肿胀、疼痛明显，跪地痛，半蹲发力痛。检查：髌骨表面压痛，滑囊壁肥厚，可有波动感，有时可触到滑囊内游动的结节状物。液体为黄色滑液，抗阻力伸膝痛。

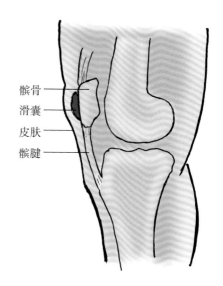

图 8-20-1　髌前（滑囊）解剖

【注射治疗】

1.药物：复方倍他米松 0.5 ml+1%～2%盐酸利多卡因 1.0 ml。吸入注射器备用。

2.操作：患者仰卧，找到隆起最高点针刺入滑囊内，抽出积血和滑液，注入药物（图 8-20-2）。棉花加压包扎 2～3 周，一般可愈合。

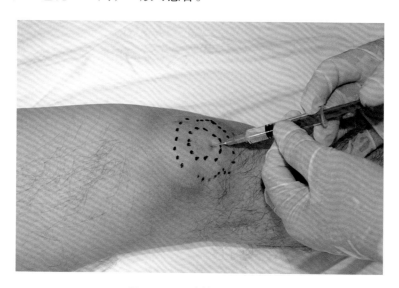

图 8-20-2　髌前滑囊注射法

【提示】

1.病变在髌骨前，关节没有肿胀、积液。

2.陈旧顽固的病例也可按上法治疗。如无效可以手术切除。

二十一、腘窝囊肿

本病又称 Baker 囊肿，常位于腘窝内侧，或与关节囊相通，或分别是几个肌腱间的滑囊而不与关节相通（图 8-21-1 ）。

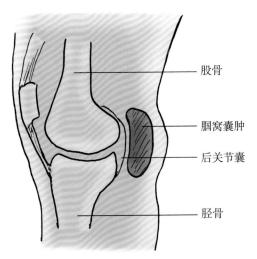

图 8-21-1　腘窝囊肿的病理示意图

【病因】　①少年儿童先天生成；②继发于关节内疾患，关节积液，张力增大，关节囊向后膨出。

【临床表现】　腘窝部隆凸肿胀，常偏内侧，伸直时明显，屈曲时缩小，有酸胀感，轻度疼痛。检查：腘部肿物，囊性，光滑，不与皮肤粘连。偶有压迫膝后神经、血管出现相关症状者。

【注射治疗】

1. 药物：复方倍他米松 1.0 ml＋1%～2% 盐酸利多卡因 2.0 ml。吸入注射器备用。

2. 操作：患者俯卧，膝关节伸直。用较粗针头自腘窝皱纹正中的内、下各两横指进针，45° 斜向正中关节后面刺入囊肿内，抽出囊肿内液体，然后注入药物（图 8-21-2 ）。

【提示】　注射后最好用棉花加压包扎 1~2 周，囊肿有望闭合。2 周后可重复注射。注射无效、症状明显者可手术治疗。

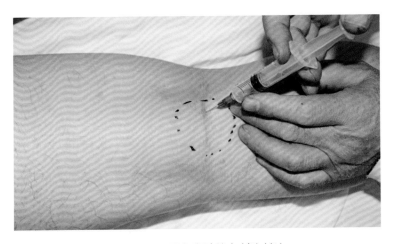

图 8-21-2　腘窝囊肿的穿刺注射法

二十二、上胫腓关节扭伤

【**局部解剖**】 胫骨和腓骨上、下有两处关节连接，近端为上胫腓关节（图 8-22-1）。有前、后韧带连接维持稳定。

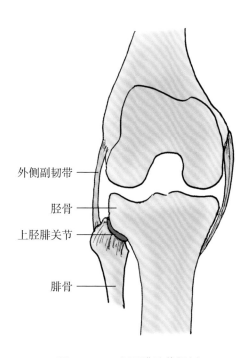

外侧副韧带

胫骨

上胫腓关节

腓骨

图 8-22-1　上胫腓关节解剖

【**病因及发病机制**】 高处坠落膝屈曲着地内翻内旋、踝关节扭伤皆可造成上胫腓关节急性损伤，甚至关节脱位。慢性劳损也可造成损伤，如过多的蛙泳蹬腿、膝关节半蹲扭转，都能引起关节韧带损伤及滑膜炎。

【**临床表现**】 上胫腓关节处疼痛，小腿支撑扭转用力痛。可有轻度肿胀。检查：上胫腓关节隙压痛，前后错动痛，抗阻力蛙泳蹬腿动作痛。长期陈旧病例可出现上胫腓关节轻度松弛。急性伤应诊断有无上胫腓关节脱位、半脱位。

【**注射治疗**】

1. 药物：复方倍他米松 0.5 ml+1% ~2% 盐酸利多卡因 1.0 ml。吸入注射器备用。

2. 操作：患者仰卧，膝关节屈曲 90°，找到腓骨小头，向前找到关节隙压痛点，用 5 #细针头刺入皮下，在关节韧带处注射一半药量，针头进而刺入上胫腓关节内，注射另一半药量（图 8-22-2）。

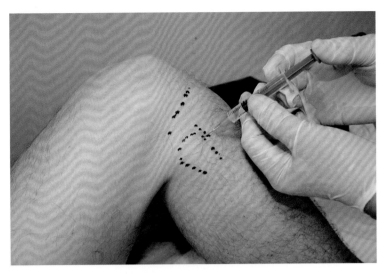

图 8-22-2   上胫腓关节注射法

【提示】　治疗期间应停止或减少膝和踝的扭转动作。急性上胫腓关节脱位、半脱位不宜注射治疗。

第九章　小腿部损伤

一、胫骨前挫伤、血肿与胫骨前滑囊炎

本病多见于足球、柔道、摔跤运动员。

【局部解剖】 胫骨内侧板前面没有肌肉等较厚的软组织覆盖，皮下组织薄弱，几乎直接在皮肤之下。

【病因及发病机制】 小腿胫骨前被踢或者被球撞击会引起皮下与胫骨之间出血，如不及时正确处理则形成血肿（图9-1-1）。2~3周后形成滑囊，周围有滑囊壁，内容液体呈黄色。

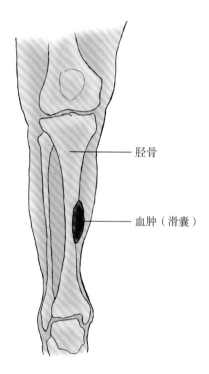

图 9-1-1　胫骨前血肿、滑囊示意图

（图中标注：胫骨　血肿（滑囊））

【临床表现】 受伤时剧痛，皮下出血，很快血肿形成。检查：胫骨内板前肿胀，隆凸，压痛，有波动感。抽出液体是血液。如果急性期处理不当，2~3周后则形成滑囊。滑囊形成后，运动时则肿胀、疼痛，休息则好转。抽出液体为黄色滑液，即为滑囊炎。

【注射治疗】

1.药物：复方倍他米松0.5 ml+1%~2%盐酸利多卡因1.0~2.0 ml。吸入注射器备用。

2.操作：无论是血肿还是滑囊炎，无菌条件下抽净积血和滑液，然后注入药物（图

9-1-2）。早期血肿加压包扎 2 周，滑囊炎加压包扎 3 周。

【提示】 伤后即刻血肿未形成前及时加压包扎 48 小时，可以避免血肿形成。保守治疗无效的滑囊炎宜手术治疗。

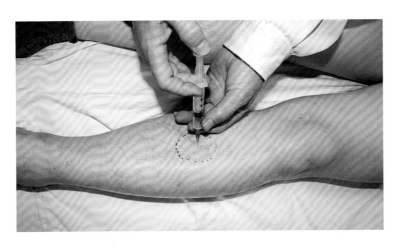

图 9-1-2　胫骨前血肿、滑囊注射法

二、小腿三头肌损伤

【局部解剖】 小腿三头肌由深层的比目鱼肌和浅层的腓肠肌组成。腓肠肌有内侧头和外侧头（图 9-2-1）。比目鱼肌和腓肠肌向下共同组成跟腱，功能为提踵跖屈踝关节。腓肠肌有屈膝功能。

【病因及发病机制】 足踝后蹬用力跖屈提踵动作拉伤肌肉，或直接撞击致伤，最常损伤腓肠肌内侧头，很少完全断裂。多为拉伤或部分断裂。

【临床表现】 伤时有突然小腿后被击感或绷断感，疼痛，片刻肿胀，提踵动作和踝被动背伸痛。检查：腓肠肌内侧头处肿胀、压痛，如有断裂可触到凹陷，踝被动背伸痛，抗阻力踝跖屈痛。B 超检查或 MRI 检查可查出有无肌肉断裂和血肿。

【注射治疗】

1.药物：①爱维治 10.0 ml＋1％～2％盐酸利多卡因 5.0 ml。②复方倍他米松 0.5 ml＋1％～2％盐酸利多卡因 2.0～5.0 ml。吸入注射器备用。

2.操作

单纯拉伤：找到压痛点，针头刺过皮肤再刺过深筋膜（有突破感）注入药物②（图 9-2-2）。

如有血肿应先抽出积血再注入药物②。部分断裂也可注射药物①到肌肉内，5～7 天 1 次，连续 3～5 次，有利于愈合。

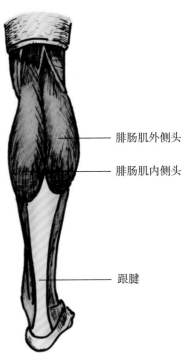

腓肠肌外侧头

腓肠肌内侧头

跟腱

图 9-2-1　小腿三头肌解剖

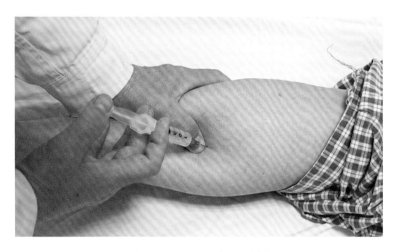

图 9-2-2　小腿三头肌注射法

【提示】　急性损伤应加压包扎、冷敷，防止肿胀、出血。并应尽量背伸踝、伸膝拉长肌肉，避免粘连挛缩。两三天出血期过后鼓励患者尽早承重行走。

三、胫腓骨疲劳性骨膜炎

本病多发生于跑跳运动员。

【局部解剖】　小腿骨有两条，即内侧的胫骨和外侧的腓骨。踝足活动的肌肉附着于胫骨和腓骨上。

【病因及发病机制】　跑跳过多导致肌肉强力收缩牵扯小腿骨；肌肉疲劳、小腿骨受力不平衡，腓骨受力过大，或因场地太硬撞击力传导至小腿骨使其受应力过大，超过生理适应及弹性范围，肌止点的牵扯骨膜水肿、充血，甚至骨膜下出血，出现骨膜反应。病变可发生在胫骨，也可发生在腓骨（图 9-3-1）。

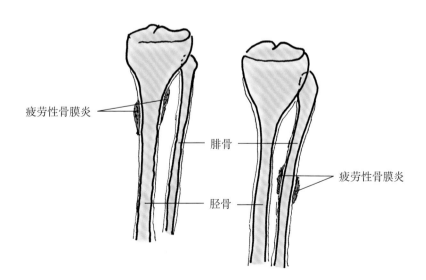

疲劳性骨膜炎

腓骨

疲劳性骨膜炎

胫骨

图 9-3-1　胫腓骨疲劳性骨膜炎病理示意图

【临床表现】　跑跳疼痛，重者走路痛。检查：病变处可有皮下水肿，压痛，足后蹬痛，不同踝足肌抗阻力痛。X线检查晚期可见骨膜反应，MRI及核素检查能较X线检查更早期发现。

【注射治疗】

1. 药物：复方倍他米松0.5 ml＋1%～2%盐酸利多卡因2.0 ml。吸入注射器备用。
2. 操作：找到压痛点，针头刺过皮肤达到骨面注入药物（图9-3-2）。

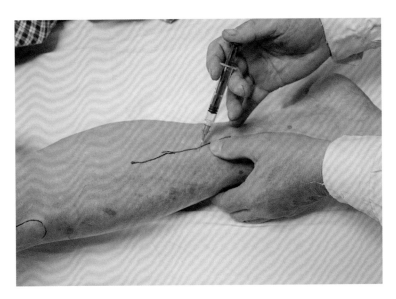

图9-3-2　胫腓骨疲劳性骨膜炎注射法

【提示】　治疗期间应减少运动量，并用弹性绷带自踝上向上缠裹达小腿肌上部以减少小腿肌肉对骨的牵拉。

四、跟腱腱围炎

本病多发于跑跳运动员。

【局部解剖】　小腿三头肌下行合成跟腱止于跟骨后结节，其功能为踝跖屈提踵。跟腱背侧在深筋膜与跟腱之间，有4~8层疏松结缔组织即是腱围，内有血管，有营养跟腱及润滑功能（图9-4-1）。

【病因及发病机制】　多为慢性劳损性损伤，初为腱围水肿、充血，进而增生、肥厚，肌腱不同程度地变性、增粗硬韧，失去弹性（图9-4-1）。

【临床表现】　跑跳后蹬动作疼痛。检查：跟腱压痛，可有腱围水肿、肥厚，跟腱变粗硬韧。牵拉痛（踝过度背伸痛），抗阻力踝跖屈痛。

【注射治疗】

1. 药物：①爱维治10.0 ml＋1%～2%盐酸利多卡因5.0 ml。②复方倍他米松0.5 ml＋1%～2%盐酸利多卡因2.0~3.0 ml。吸入注射器备用。

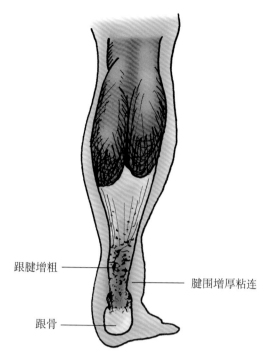

跟腱增粗

腱围增厚粘连

跟骨

图 9-4-1 跟腱解剖及跟腱腱围炎病理示意图

2.操作：于跟腱背面压痛中心针头斜面向下 45° 斜刺，穿过深筋膜（有突破感）达到跟腱表面（有硬韧感）注入药物①（图 9-4-2），5~7 天 1 次，连续 5 次为 1 个疗程。

如腱围水肿明显可同时注射药物②一次。

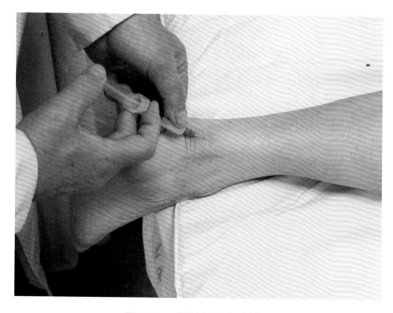

图 9-4-2 跟腱腱围炎注射法

【提示】

1.注入药物时应无明显阻力，即在腱围处，注射中药物应沿跟腱方向隆起，似跟腱变粗，即为正确。如注射时药物在皮下呈丘状隆起，药物在皮下，没有达到腱围处，则没有疗效。如推药时阻力大说明针头刺入过深已进入肌腱内，千万不能注药，否则不仅反应大、疼痛重没有疗效，而且会诱发肌腱退变。

2.可先应用理疗、中药外用、按摩治疗。

3.治疗期间应控制跑跳量；运动中应使用跟腱支持带保护跟腱。跟腱牵拉、全足着地慢跑有利于康复。

第十章　足踝部损伤

一、跟腱止点末端病

本病多发生于跑跳运动员。

【局部解剖】　跟腱下端止于跟骨后结节，此骨腱结合部即为末端结构（图 10-1-1）。

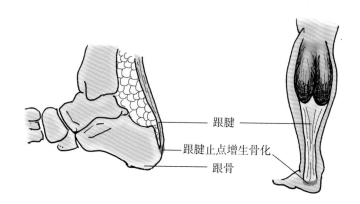

跟腱
跟腱止点增生骨化
跟骨

图 10-1-1　跟腱止点解剖和病理示意图

【病因及发病机制】　过多跑跳，跟腱止点处受到反复牵拉刺激引起末端病的病理改变。

【临床表现】　跑跳等提踵用力动作时，跟腱止点处疼痛不敢用力，重者走路也痛。检查：跟骨后结节跟腱止点处可有轻度肿胀或隆凸，压痛，被动牵拉（极度被动背伸踝关节）和抗阻力踝跖屈痛，提踵痛。MRI 检查可发现跟腱和腱止点处骨有不同程度的退行性变现象或 X 线检查有骨化表现。

【注射治疗】

1. 药物：复方倍他米松 0.5 ml＋1%～2%盐酸利多卡因 1.0 ml。吸入注射器备用。

2. 操作：找到压痛点，针头斜面向下刺入皮下与腱止点之间注入药物（图 10-1-2），应无明显阻力。

【提示】

1. 对此伤一般先采用按摩、理疗等方法。药物注射 1～2 次，间隔 10 天以上。药物注射过多或注射到腱内都会促发腱退变。

2. 治疗的同时应配合控制训练量及使用支持带保护。

3. 冲击波治疗可为首选。

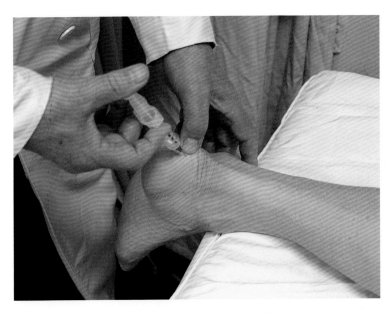

图 10-1-2　跟腱止点末端病注射法

二、跟腱滑囊炎

（一）跟腱下滑囊炎

本病多发生于跑跳运动员。

【局部解剖】　在跟腱与跟骨之间有一个间隙，跟骨后面覆盖一层透明软骨。软骨边缘起有一层滑膜包绕此间隙并覆盖跟腱后面，形成一个完整的囊腔，即跟腱下滑囊，有减轻摩擦、增加滑利的功能（图 10-2-1）。

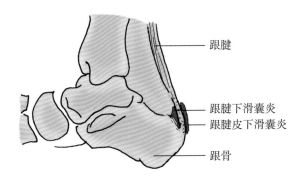

图 10-2-1　跟腱下滑囊解剖及病理示意图

【病因及发病机制】　过多跑跳，跟腱与跟骨及滑囊反复摩擦引起肿胀、充血，进而增生肥厚，甚至软骨退行性变，出现症状。

【临床表现】　其症状与跟腱止点末端病相似，跑跳等提踵用力动作时跟腱止点近端周围疼痛。检查：跟腱止点近端及两侧压痛、肿胀，而腱止点并无压痛。抗阻力踝跖屈痛，提踵痛，过度踝背伸痛。

【注射治疗】

1. 药物：复方倍他米松 0.3~0.5 ml + 1%~2% 盐酸利多卡因 1.0 ml。吸入注射器备用。

2. 操作：跟腱侧缘旁找到压痛点，针头向前斜向跟腱前刺入注射药物（注射开始应无阻力）（图 10-2-2）。

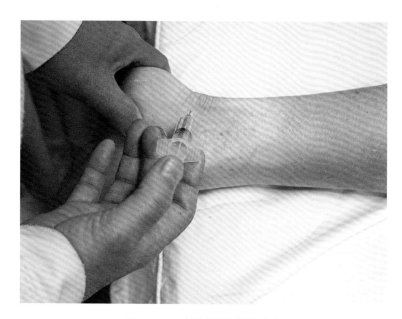

图 10-2-2 跟腱下滑囊注射法

【提示】 跟腱下滑囊的前壁是软骨组织，多次注射会引起软骨退变，因此，如需重复注射，间隔应在 1 个月以上。

（二）跟腱皮下滑囊炎

【局部解剖】 跟腱与皮肤间有脂肪组织，有滑润作用。正常时没有滑囊。

【病因及发病机制】 穿鞋不当，运动中皮肤与跟腱反复摩擦致皮下脂肪软组织肿胀发炎，甚至出现滑囊。或因挫伤撞击引起。见图 10-2-1。

【临床表现】 跟腱后皮下肿胀隆起，囊性，可有波动感，压痛。提踵动作疼痛。

【注射治疗】

1. 药物：复方倍他米松 0.5 ml + 1%~2% 盐酸利多卡因 1.0~2.0 ml。吸入注射器备用。

2. 操作：找到滑囊压痛点，针头穿过皮肤、皮下到达跟腱表面滑囊内注入药物（图 10-2-3）。

【提示】 如滑液明显，应先抽出滑液再注射药物。注射后应加压包扎 2 周以免复发。

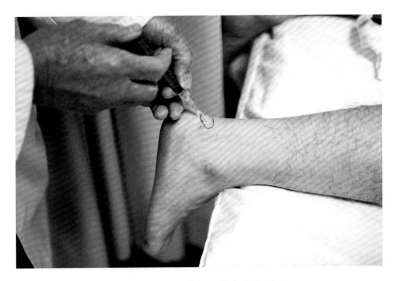

图 10-2-3　跟腱皮下滑囊炎注射法

三、踝外侧韧带损伤

【局部解剖】　踝外侧韧带分三束，即距腓前韧带、距腓后韧带和跟腓韧带（图 10-3-1）。其功能是防止跟骨及距骨内翻、旋后和距骨的前后错动。

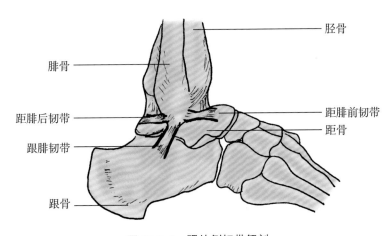

图 10-3-1　踝外侧韧带解剖

【病因及发病机制】　最常见的是踝足的内翻和旋后动作受伤，如跳起落地踩在别人脚上，或踏地重心失稳造成损伤。此损伤可能伤及踝外侧副韧带，最常见损伤是距腓前韧带和跟腓韧带，尤其是距腓前韧带。

【临床表现】　踝内翻或旋后动作伤及外踝韧带。外踝周围肿胀、疼痛。检查：肿胀、压痛在外踝前下，为距腓前韧带损伤，以做踝（距骨）的前抽屉试验痛及旋后痛为主。外踝下压痛、内翻痛是跟腓韧带损伤所致。应注意上述检查仅有疼痛为韧带损伤（拉伤），如有松弛开口感则应诊断为该韧带断裂。

【注射治疗】

1. 药物：复方倍他米松 0.5 ml+1%～2%盐酸利多卡因 1.0～2.0 ml。吸入注射器备用。

2. 操作：找到压痛最痛点，针头穿过皮肤、皮下到达韧带表面，注射药物的半量，穿过韧带再注入所余药物（图 10-3-2）。

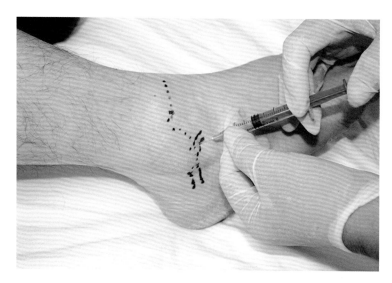

图 10-3-2　踝外侧韧带（距腓前韧带）损伤注射法

【提示】

1. 急性损伤时应即刻冷敷，加压包扎 2 天。

2. 可以配合理疗。

3. 训练时应使用支持带保护。

4. 如前抽屉试验松弛或内翻松弛为韧带断裂，不要注射治疗，应固定或手术治疗。

四、踝内侧韧带损伤

【局部解剖】 踝内侧副韧带又称三角韧带。浅层自内踝尖至跟骨载距突，深层自内踝分三束至距骨内侧，分别为距胫前韧带、距胫后韧带、胫跟韧带，更向前止于舟骨为胫舟韧带（图 10-4-1）。其功能为防止跟骨及距骨外翻和距骨的前后错动。

【病因及发病机制】 踝外翻伤可伤及内踝韧带。

【临床表现】 伤后内踝周肿胀、疼痛。压痛在内踝前下，踝外翻疼痛，但不松弛。

【注射治疗】

1. 药物：复方倍他米松 0.5 ml+1%～2%盐酸利多卡因 2.0 ml。吸入注射器备用。

2. 操作：内踝周找到压痛点，针头通过皮肤达到韧带表面注射一半药物，然后穿过韧带在韧带下注入另一半药物（图 10-4-2）。

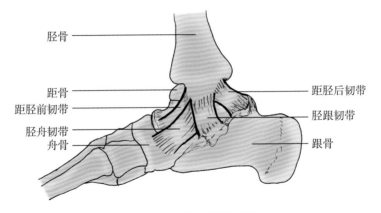

图 10-4-1　踝内侧韧带解剖

（图中标注：胫骨、距骨、距胫前韧带、胫舟韧带、舟骨、距胫后韧带、胫跟韧带、跟骨）

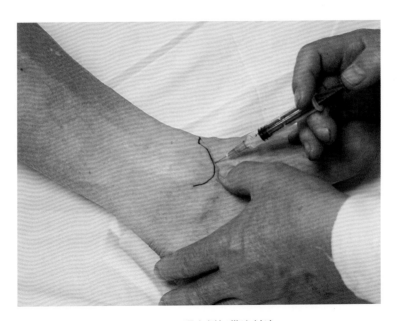

图 10-4-2　踝内侧韧带注射法

【提示】

1.急性损伤时应即刻冷敷，加压包扎 2 天。

2.配合理疗，使用支持带。

3.韧带断裂不应注射治疗，应固定或手术治疗。

五、分歧韧带损伤

【**局部解剖**】 分歧韧带起自跟骨前突，止于骰骨及舟骨（图 10-5-1）。其作用为防止足旋后及跖屈。

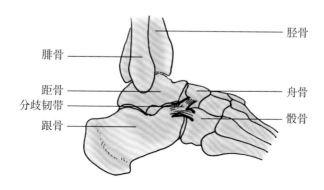

图 10-5-1 足的分歧韧带解剖

【**病因及发病机制**】 前足旋后动作易伤及此韧带。或者由前足固定、后足（或身体）外旋引起。有时可引起撕脱骨折。

【**临床表现**】 足背偏外侧肿胀、疼痛。检查：分歧韧带即跟骨前突与舟骨、骰骨相交处肿胀、压痛，前足旋后痛。肿胀明显者应摄 X 线片除外骨折。

【**注射治疗**】

1. 药物：复方倍他米松 0.5 ml＋1%～2% 盐酸利多卡因 2.0 ml。吸入注射器备用。

2. 操作：找到韧带压痛点，针头通过皮肤达到韧带表面压痛点注射药物（图 10-5-2、图 10-5-3）。如关节肿胀，向关节内注入部分药物。

【**提示**】

1. 急性损伤时应即刻冷敷，加压包扎 2 天。

2. 韧带断裂时不宜注射治疗，应采取外固定治疗。

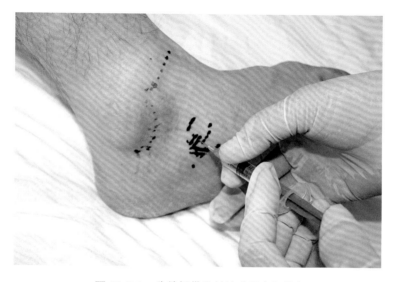

图 10-5-2 分歧韧带注射法（跟舟韧带）

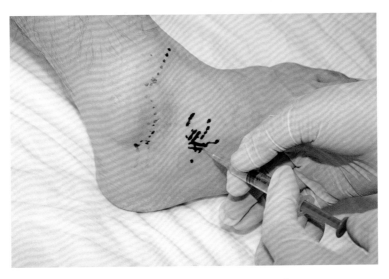

图 10-5-3　分歧韧带注射法（跟骰韧带）

六、内、外踝皮下滑囊炎

本病多发生在体操运动员。

【局部解剖】　内、外踝与皮肤之间仅有筋膜及很少的皮下脂肪（图 10-6-1）。

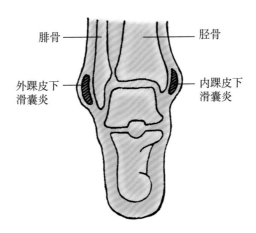

图 10-6-1　内、外踝皮下滑囊解剖及滑囊炎病理示意图

【病因及发病机制】　从事体操运动或其他运动时内、外踝部受到反复撞击或者一次大力冲撞致皮下出血，如处置不当，久之皮下与筋膜之间形成滑囊。内踝皮下滑囊炎远多于外踝滑囊炎。

【临床表现】　内踝或外踝皮下出现囊性肿物，时大时小，与活动量呈正相关。肿胀不适、疼痛。检查：内踝或外踝处肿胀，囊性，有波动感，轻度压痛。

【注射治疗】

1. 药物：复方倍他米松 0.5 ml＋1%～2% 盐酸利多卡因 1.0 ml。吸入注射器备用。

2.操作：先用注射器抽好药物，然后皮肤局麻后用稍粗的针头刺入滑囊抽出滑囊内液体，针头不用拔出，将准备好药物的针管接好针头注入药物（图 10-6-2、图 10-6-3）。然后加压包扎 3 周。

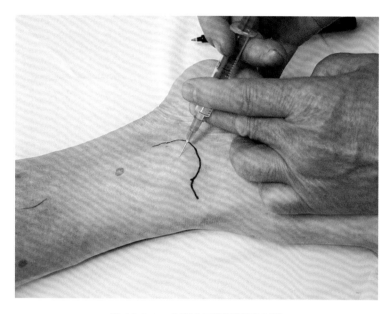

图 10-6-2　内踝皮下滑囊炎注射法

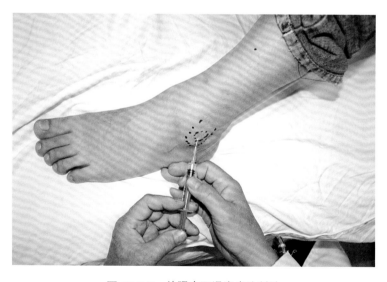

图 10-6-3　外踝皮下滑囊炎注射法

【提示】

1.如果有血肿或积液，必须抽出后再注射药物，否则滑囊炎容易再发。

2.急性伤应加压包扎 2 周。

3.应除外内、外踝疲劳骨折。其症状也是内、外踝处痛，局部轻度肿胀、压痛。怀疑内、外踝疲劳骨折时，应拍摄 X 线片检查。

七、踝关节急性创伤性滑膜炎

【局部解剖】 踝关节周围有关节囊，其内层为滑膜层。滑膜层与关节囊的纤维层及踝关节的韧带紧密贴合。滑膜分泌滑液，血管丰富（图 10-7-1A、B）。

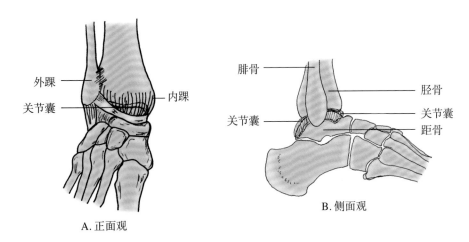

A.正面观

B.侧面观

图 10-7-1　踝关节囊

【病因及发病机制】 任何踝关节扭伤、韧带损伤皆可伤及滑膜，关节肿胀。由于血管丰富故极易出血，呈现血性关节液。

【临床表现】 伤后很快关节肿胀、疼痛，承重痛。检查：关节肿胀、积液，关节隙压痛。关节活动范围不同程度地受限。

【注射治疗】

1.药物：复方倍他米松 1.0 ml＋1%～2%盐酸利多卡因 1.0~2.0 ml。吸入注射器备用。

2.操作：关节腔内注射。在踝关节前关节隙的内侧或外侧（即内踝前或外踝前的关节隙）向关节方向刺入注射（图 10-7-2）。

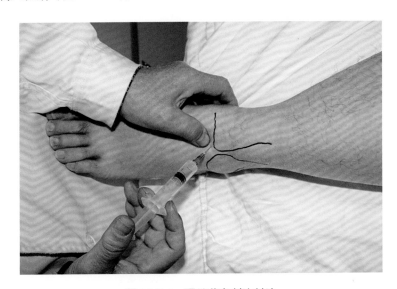

图 10-7-2　踝关节穿刺注射法

【提示】 ①应先除外韧带断裂、骨折。②急性受伤现场应即刻冷敷、加压包扎，防止肿胀、出血。③如有关节积血应无菌条件下抽出后再注射药物。④应配合物理治疗。

八、踝后滑膜脂肪垫炎

【局部解剖】 踝关节后方跟腱前与踝关节后关节囊之间有脂肪组织充填，踝关节跖屈时起到缓冲作用（图 10-8-1）。

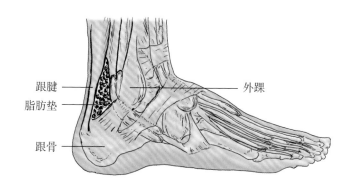

跟腱
脂肪垫
跟骨
外踝

图 10-8-1 踝后脂肪垫示意图

【病因及发病机制】 当踝关节过度跖屈时踝后滑膜脂肪垫受到挤压致伤。

【临床表现】 踝关节跖屈痛。检查：踝后可有轻度肿胀、压痛，跖屈痛。

【注射治疗】

1. 药物：复方倍他米松 0.5 ml+1%～2%盐酸利多卡因 2.0 ml。吸入注射器备用。

2. 操作：跟腱内侧缘或外侧缘与内（或外）踝之间找到压痛点，针头对准踝关节正后方，注入药物，由浅到深缓慢注入直达关节后缘（图 10-8-2）。2 周后可重复注射。

【提示】 有踝后三角骨损伤或踝后第二距骨损伤时也会有踝关节跖屈痛，注射治疗效果欠佳，常需手术治疗。因此需摄 X 线片除外之。

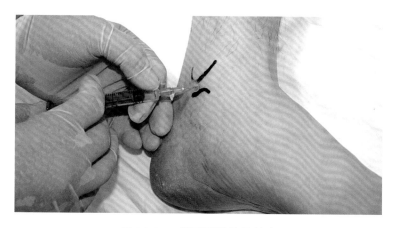

图 10-8-2 踝后脂肪垫注射法

九、踝关节软骨软化症和踝关节骨关节病

本病足球、体操运动员多见。

【局部解剖】 踝关节由胫骨下面及其内踝、腓骨的外踝和距骨的上关节面组成。其功能除承受体重外，关节主要是伸屈功能。

【病因及发病机制】 剧烈运动撞击、过多负重长期劳损积累致关节软骨磨损退变，或者关节扭伤、挫伤伤及关节软骨引起关节软骨软化，甚至软骨或骨软骨剥脱。久之刺激骨增生形成骨赘，则为骨关节病（图 10-9-1）。

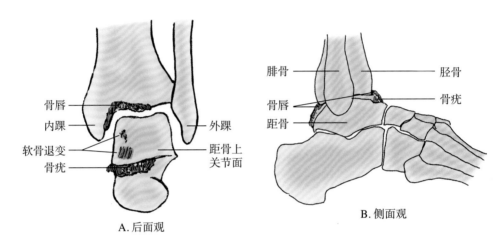

图 10-9-1　踝关节骨关节病病理改变

【临床表现】 主要表现滑膜炎症状。关节疼痛、肿胀，症状与活动量大小相关。骨赘增生明显时关节活动范围受到限制。如软骨或骨赘脱落形成关节游离体（关节鼠）则会出现交锁症状。检查：关节隙滑膜压痛、挤压痛，可有滑膜肥厚，关节肿胀、积液。骨关节病时则有关节活动受限，尤其关节伸屈功能受限。距骨骨疣增生明显时可触到骨性增高。X 线、MRI 和 CT 检查，软骨软化症阶段可见软骨下骨水肿囊性变；骨关节病时可见骨增生，软骨下骨水肿囊性变，关节间隙狭窄，或有游离体。

【注射治疗】

1. 药物：①玻璃酸钠 2.0~2.5 ml。②复方倍他米松 1.0 ml＋1%~2%盐酸利多卡因 2.0 ml。吸入注射器备用。

2. 操作：关节内注射，同图 10-7-2 踝关节穿刺注射法。关节无明显肿胀、积液时关节内注射玻璃酸钠每周 1 次，连续 3~4 次。如果有明显的滑膜炎症状，关节肿胀、积液，第一次注射时应抽出积液后，加注复方倍他米松 1.0 ml＋1%~2%盐酸利多卡因 2.0 ml，效果显著。

【提示】 踝关节软骨软化症和骨关节病的治疗，首先采用的手段不是药物注射。一般采用理疗、口服氨基葡萄糖、外用中药等方法，同时使用支持带保护、调整运动量即可减轻症状，保证训练。而严重的骨关节病注射治疗无效或有关节鼠交锁的患者还需手术治疗。

十、距下关节炎

【局部解剖】　距下关节在距骨和跟骨之间，分前、中、后三部分，前两关节有时相通，前、中关节与后关节被跗骨窦和跗骨沟管隔开。后部位于距骨、跟骨之间的后侧，是距下关节的主要部分。距下关节的前部在距骨、跟骨间的前内侧。后关节位于跟骨、距骨的后外部。足踝的内、外翻主要由距下关节完成（图 10-10-1）。

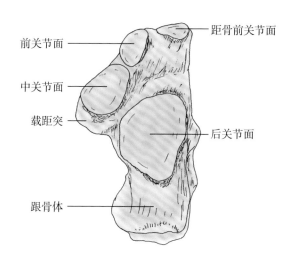

图 10-10-1　距下关节解剖示意图

【病因及发病机制】　跟骨的内翻、外旋，严重足部创伤使跟骨与距骨错动、顶撞伤或跟骨骨折后关节受伤。

【临床表现】　患者常感到足跟内、外侧的深部疼痛，但不确切，负重时明显。检查：压痛在跟骨两侧，但不甚具体集中。跟骨被动内、外翻痛，踝关节极度跖屈痛。可能有跟骨轴心叩击痛。很易误诊为踝关节韧带损伤。

【注射治疗】

1.药物：复方倍他米松 0.5 ml+1%~2%盐酸利多卡因 1.5 ml。吸入注射器备用。

2.操作：患者仰卧，或患侧侧卧，自内踝下约 1 横拇指处触到一骨突即跟骨的载距突。距下中关节的关节隙即在载距突之上的地方。针头垂直刺入即可进入关节，注入一半药量。然后针头退至皮下斜向前刺到前关节，再注入剩余药物。对于距下后关节的另一入路可在外踝前下跗骨窦后缘找到，针头向后斜刺入注入药物（图 10-10-2~图 10-10-5）。

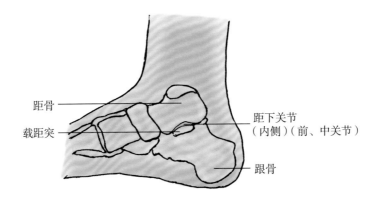

图 10-10-2　距下关节内侧（前、中关节）注射示意图

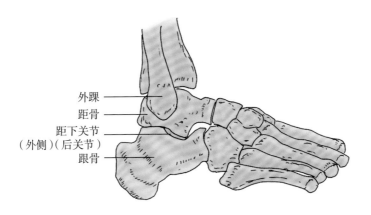

图 10-10-3　距下关节外侧（后关节）注射示意图

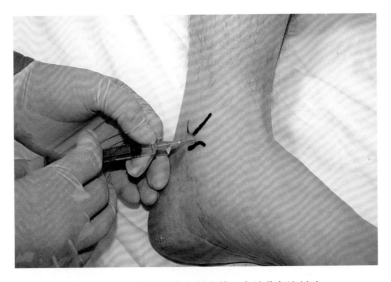

图 10-10-4　距下关节内侧（前、中关节）注射法

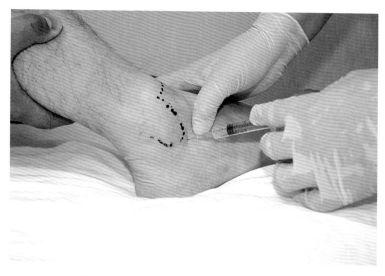

图 10-10-5　距下关节外侧（后关节）注射法

【**提示**】　距下关节结构比较隐蔽复杂，不太容易准确刺入关节，应仔细寻找。有时一次注射不易成功，需要再次注射。

十一、跟下挫伤与跟痛症

本病跳跃运动员多见。

【**局部解剖**】　跟骨与皮肤间有脂肪垫以缓冲底面的冲击力（图 10-11-1）。

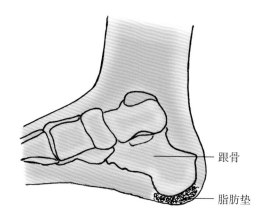

图 10-11-1　跟骨下脂肪垫解剖

【**病因及发病机制**】　一次急性外力的撞击可引起脂肪垫水肿、出血、发炎，以后继发可以发生滑囊炎和跟骨"骨膜炎"。慢性跟下撞击刺激也可引起脂肪垫的慢性炎症反应。

【**临床表现**】　急性损伤后足跟下肿胀，疼痛严重不敢着地，压痛明显。慢性损伤跟下着地痛，早期稍活动后疼痛减轻，逐渐加重着地则痛。检查：跟下肿胀，急性挫伤时更明显，跟下压痛。如有出血或滑囊炎可以触到囊性感，或有滑动的滑囊，压痛锐敏。

【注射治疗】

1. 药物：复方倍他米松 0.5 ml + 1% ~ 2% 盐酸利多卡因 1.0 ~ 2.0 ml。吸入注射器备用。

2. 操作：患者俯卧，找到确切的压痛点，针头垂直刺入达到跟骨骨面注入药物。如有滑囊针头应刺入滑囊内，注入药物时会有回弹感（图 10-11-2 ）。

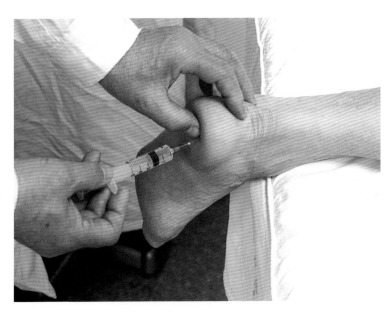

图 10-11-2　跟下脂肪垫注射法

【提示】

1. 注射深度不宜浅在脂肪垫内，否则会引起脂肪垫的萎缩。治疗期间应减少跑跳量，足跟部应使用特制的高分子足跟垫或带孔的鞋垫保护，减少刺激。配合冲击波治疗有效。

2. 如已有滑囊炎注射治疗无效，可手术切除。

十二、跟下跖腱膜止点末端病

【局部解剖】　跖腱膜是维持足弓的重要结构。跖腱膜起自跟骨结节前下，向前分成 5 束止于前足参与跖趾关节跖侧关节囊的跖板，内侧止于第一跖骨头下的两颗籽骨。跖腱膜纤维在跖骨头基底交错相连直达骨膜，而且跖腱膜部分纤维参入趾屈肌腱鞘（图 10-12-1 ）。趾腱膜有维持足弓的功能。

【病因及发病机制】　当足支撑身体重心向前，足趾背伸，跖腱膜被拉紧，足弓上提，跖腱膜受到很大的牵

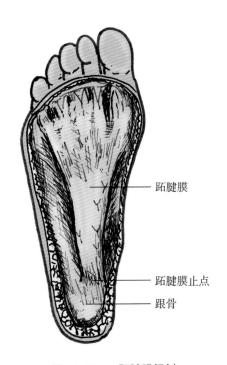

跖腱膜

跖腱膜止点

跟骨

图 10-12-1　跖腱膜解剖

拉力。如果足底肌肉疲劳无力，久之，跖腱膜在跟骨止点承受更大牵拉发生末端病变化，甚至骨刺形成。

【临床表现】 前脚承重痛，有时足跟承重也痛。检查：足跟下前部跖腱膜止点可有轻度肿胀、压痛。如有骨刺可触到跟骨结节增生突出。重者被动足趾背伸时痛。单足提踵痛。如有骨刺跟骨 X 线侧位片可以显示。

【注射治疗】

1. 药物：复方倍他米松 0.5 ml＋1%～2%盐酸利多卡因 2.0 ml。吸入注射器备用。

2. 操作：患者俯卧，针头自跟骨结节远侧斜向跟骨结节刺入，在跖腱膜止点表面注入半量药物，然后稍退针头，再穿过跖腱膜达到腱膜下跟骨结节的表面，注入剩余药物（图 10-12-2）。

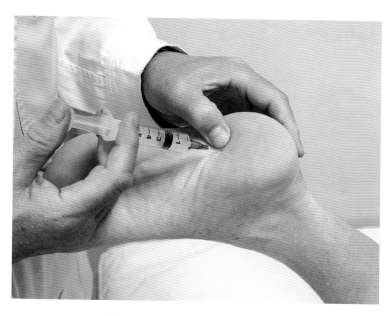

图 10-12-2 跖腱膜末端病注射法

【提示】 药物不能注入到跖腱膜止点内，否则加重末端病病理改变，而且疼痛加重，疗效不好。治疗期间应使用足弓支持带保护。配合超短波理疗或冲击波治疗。

十三、足跖腱膜拉伤与跖腱膜炎

本病多发生在跑跳运动员。

【局部解剖】 见跖腱膜止点末端病，跖腱膜解剖及图 10-12-1。

【病因及发病机制】 急性前足猛烈踏地可拉伤跖腱膜；慢性劳损也可引起跖腱膜本身退行性变。足底按摩用力过大也能引起跖腱膜损伤。

【临床表现】 前脚承重足底痛。检查：跖腱膜压痛，急性伤可有轻度肿胀，被动足趾背伸时跖腱膜处痛，压痛更明显。慢性劳损性伤除压痛外，可能触到跖腱膜变硬增生。单足提踵痛。

【注射治疗】

1. 药物：复方倍他米松 0.5 ml + 1% ~ 2% 盐酸利多卡因 2.0 ml。吸入注射器备用。

2. 操作：找到跖腱膜压痛点，针头刺过皮肤达到跖腱膜表面，将药物的半量注射到跖腱膜的表面。再穿过跖腱膜在跖腱膜的下面注入另一半药物（图 10-13-1）。

【提示】 药物不应注射到腱膜内，否则会引起跖腱膜退行性病变。治疗期间应使用足弓支持带保护。配合理疗。

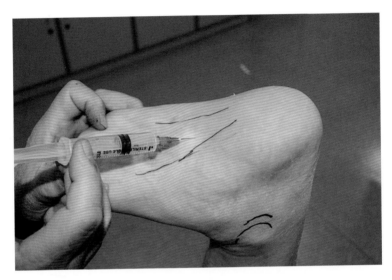

图 10-13-1 跖腱膜注射法

十四、跗骨窦综合征

【局部解剖】 跗骨窦在距骨下面、跟骨上面的外侧并向内后延伸连接跗骨管。跗骨窦及跗骨管隔开距下前、中关节和后关节，即在前、中关节和后关节之间。其间包含伸肌下支持带及跟距骨间韧带、跟骰韧带、跟距颈韧带，并有脂肪、血管等组织（图 10-14-1）。

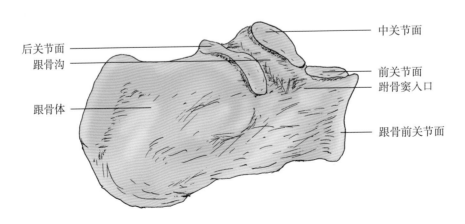

图 10-14-1 跗骨窦解剖

【**病因及发病机制**】　踝足内翻扭伤可能伤及距下组织，如跟距骨间韧带及周围软组织，导致肿胀、出血并引起炎症反应。重者韧带断裂。另外某些疾病如类风湿、距下关节病变等也可以引发跗骨窦炎。

【**临床表现**】　跗骨窦处慢性疼痛，活动后加重，休息减轻。检查：跗骨窦开口处（外踝前下距骨、跟骨、舟骨之间的间隙）可有轻度肿胀，压痛明显，被动内翻旋后痛（一手固定距骨，另一手握住前中足做旋后动作）。

【**注射治疗**】

1. 药物：复方倍他米松 0.5 ml+1%~2% 盐酸利多卡因 2.0 ml。吸入注射器备用。

2. 操作：外踝前下距骨头下方的凹陷处即是跗骨窦的外口。针头于凹陷处的中央向后下约 45° 角刺入，边进针边注入药物，可深达 1.5~2.0 cm（图 10-14-2、图 10-14-3）。

【**提示**】　注射效果不好、症状严重的患者可考虑关节镜下清除炎性组织。

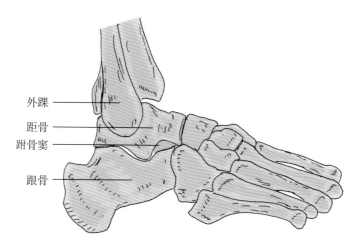

外踝
距骨
跗骨窦
跟骨

图 10-14-2　足跗骨窦注射入路示意图

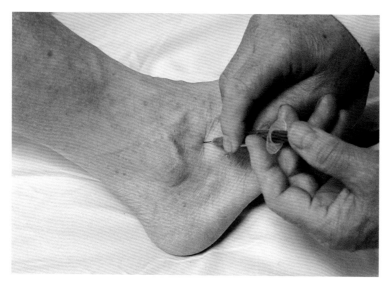

图 10-14-3　足跗骨窦注射法

十五、足副舟骨损伤

【局部解剖】 足舟骨内侧为胫后肌腱通过并附着处。此处约14%的人有副舟骨变异。一种为圆形在肌腱内的籽骨沿胫后肌腱行走滑动，此类籽骨一般不受损伤没有症状；另一类附着于舟骨结节内侧呈三角形，与舟骨为纤维软骨连接，胫后肌腱通过并附着于其表面。此三角形副舟骨常合并不同程度的足弓塌陷，易受伤产生症状（图10-15-1）。

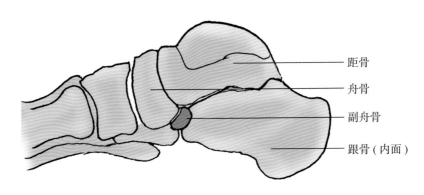

图10-15-1　足副舟骨解剖示意图

【病因及发病机制】 因胫后肌腱的异常附着，影响了胫后肌腱的提足弓功能，反复提踵牵拉出现疼痛症状。另外，当足踝内翻旋后动作受伤时内踝可与副舟骨相撞击，伤及副舟骨及肌腱附着处，引起创伤性炎症并出现症状。更可能内踝撞击副舟骨，副舟骨与舟骨错动使相连接的纤维软骨受到挫伤甚至继发骨的病变引发症状。

【临床表现】 患者做提踵动作时舟骨内侧疼痛。跑跳时，轻者活动开后减轻，活动后痛。重者运动则痛，甚至走路痛。检查：舟骨内侧隆突，压痛，有时合并胫后肌腱腱围炎则胫后肌腱也有压痛。胫后肌抗阻痛，提踵痛。可有足踝跖屈内翻痛（内踝与副舟骨相撞）。有时合并不同程度的平足。

【注射治疗】

1. 药物：复方倍他米松0.5 ml + 1% ~ 2%盐酸利多卡因1.5 ~ 2.0 ml。吸入注射器备用。

2. 操作：在副舟骨及其周围找到压痛点，针头刺过皮肤、皮下达到副舟骨表面和其周围或肌腱的表面处，均匀注射药物（图10-15-2）。

【提示】

1. 治疗目的是减轻创伤性炎症，对副舟骨已有错动活动增大者效果差。

2. 治疗期间应减少跑跳等活动。

3. 保守治疗无效者需手术治疗。

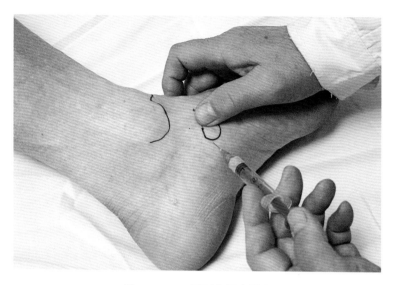

图 10-15-2　足副舟骨注射法

十六、距舟关节滑膜炎和骨关节病

【局部解剖】　距骨头与舟骨形成距舟关节，足的内收、外展及旋前、旋后活动时起重要作用。在维持足的纵弓中承受重大支撑力（图 10-16-1）。

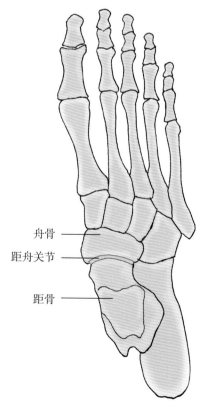

舟骨

距舟关节

距骨

图 10-16-1　距舟关节解剖

【病因及发病机制】 跑跳过多致足底肌肉、韧带疲劳松弛，足弓塌陷，距舟关节长期慢性撞击，早期为慢性创伤性滑膜炎，逐渐软骨损伤发展成骨关节病。急性的一次撞击扭挫伤也可致创伤性滑膜炎。

【临床表现】 跑、跳甚至走路前足承重时距舟关节背侧疼痛。检查：距舟关节背侧关节隙可有轻度肿胀，压痛，如已有骨关节病可触到关节缘隆突。被动背伸疼痛，前足扭转疼痛。X 线检查：骨关节病时可有骨增生囊变。

【注射治疗】

1.药物：复方倍他米松 0.3~0.5 ml＋1%～2%盐酸利多卡因 1.0 ml。吸入注射器备用。

2.操作：距骨头、舟骨间找到关节隙，针头垂直刺入关节内，缓慢注入药物（图 10-16-2）。注射 1 次即可。

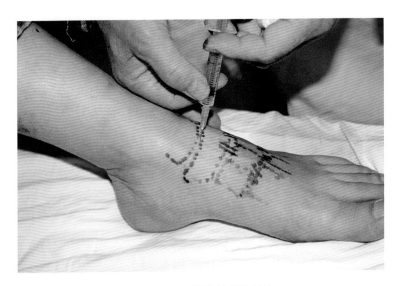

图 10-16-2　距舟关节注射法

【提示】

1.治疗期间应同时使用足弓支持带维持足弓，减轻距舟关节的压力。

2.还要有计划地加强足底的肌力训练，以增强维持足弓的力量。

3.配合高频理疗。

4.应除外足舟骨骨折。

十七、跟骰韧带损伤

【局部解剖】 跟骰关节韧带分背侧、跖侧两束：自跟骨的背外侧至骰骨的背外侧（背侧束），自跟骨跖侧的外侧至骰骨的跖侧（跖侧束），稳固跟骰关节（图 10-17-1）。

【病因及发病机制】 足的旋后动作易伤及跟骰韧带的背侧束。

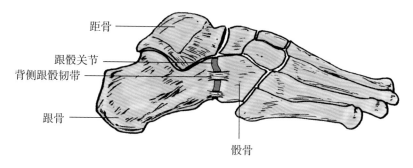

距骨

跟骰关节

背侧跟骰韧带

跟骨

骰骨

图 10-17-1　跟骰韧带解剖示意图

【临床表现】　足旋后损伤后，跟骰关节的背侧疼痛、压痛，且往往涉及跟骰关节损伤，引起关节疼痛、肿胀。检查：跟骰关节处压痛，在关节缘前、后压痛可能仅为韧带损伤，如关节隙也明显压痛可能同时伴有关节的滑膜炎。被动旋后痛，但无松弛开口感。

【注射治疗】

1.药物：复方倍他米松 0.3~0.5 ml+1% ~2％盐酸利多卡因 0.5 ml。吸入注射器备用。

2.操作：如压痛在骨面仅为韧带损伤，药物注射到骨面即可。如关节隙压痛明显且肿胀，即有滑膜炎，应同时注入药物的一半（图 10-17-2 ）。

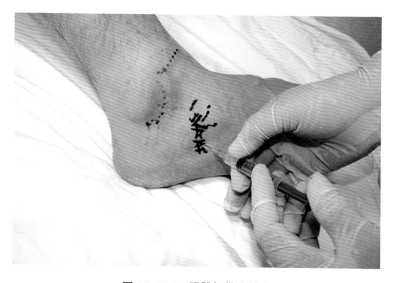

图 10-17-2　跟骰韧带注射法

【提示】

1.如旋后检查关节松弛开口感，说明韧带断裂则不应注射药物，应足外旋位固定治疗。

2.如肿胀、疼痛、压痛明显，或有骨擦音，可能有骨折，应摄 X 线片除外之。

十八、足跗骨间关节和跗骨间韧带损伤

【局部解剖】　这里所说的跗骨包括足的舟骨、骰骨、楔骨。足跗骨间关节是微动关节，跗骨间关节常彼此相通，关节缘有滑膜组织。跗骨间韧带指的是各楔骨间和楔骨、骰骨间连接的韧带。这些韧带使足跗骨间紧密连接，保持足的稳固性（图 10-18-1 ）。

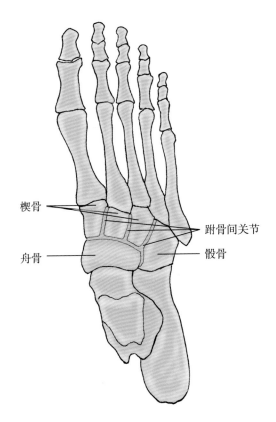

楔骨　　　　　　　　　　　　　　　　　　　　跗骨间关节

舟骨　　　　　　　　　　　　　　　　　　　　骰骨

图 10-18-1　足跗骨间关节及跗骨间韧带解剖

【病因及发病机制】　前足长期踏地负重、足底肌肉劳损无力可伤及滑膜甚至伤及关节软骨，引发滑膜发炎、肿胀或有积液。足旋后动作易损伤这些韧带。

【临床表现】　足背跗骨骨间可有轻度肿胀，受损伤韧带处的骨缘压痛，被动旋后动作痛，但不松弛（如有松弛开口感为韧带断裂）。滑膜炎时前足被动背伸挤压痛。

【注射治疗】

1. 药物：复方倍他米松 0.3~0.5 ml+1% ~2%盐酸利多卡因 0.5 ml。吸入注射器备用。

2. 操作：受损韧带的压痛点常在骨的起止点。针头刺到关节缘压痛点深达骨面稍退后即可注入药物（图 10-18-2 ）。关节滑膜炎关节内注射时术者手指触到伤病足背的关节隙，掌根部压前足跖屈尽量使关节隙背侧张开，用细针头（5#针头）垂直刺入关节隙注入药物（图10-18-3 ）。针头刺入时要避开肌腱。

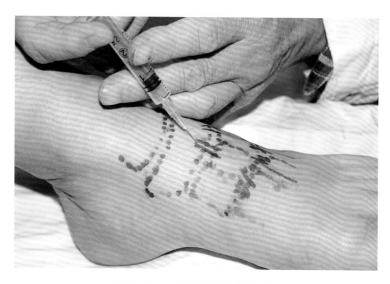

图 10-18-2　足跖骨间韧带注射法

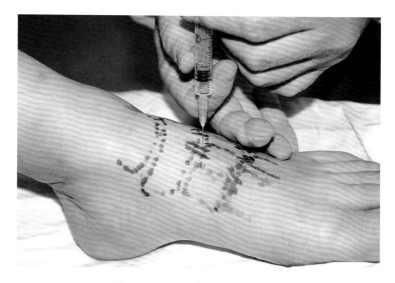

图 10-18-3　足跖骨间关节注射法

【提示】

1. 治疗期间控制旋后动作，用黏膏支持带固定足保持外旋位。

2. 跖骰关节处损伤如疼痛、肿胀明显，症状严重，应摄 X 线片除外第五跖骨基底骨折。

十九、跖跗关节韧带损伤和跖跗关节滑膜炎

【局部解剖】 跖跗关节是跖骨与相对应的跗骨形成的关节。跖跗关节韧带是指各跗骨与跖骨相连的韧带。关节周有滑膜组织（图 10-19-1）。

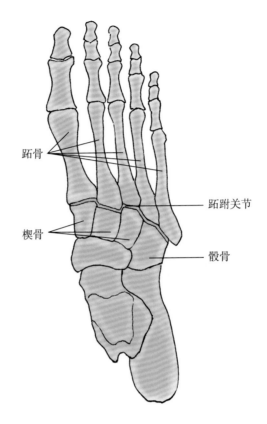

图 10-19-1　跖跗关节及跖跗韧带解剖示意图

【病因及发病机制】 跖跗间韧带损伤时常同时伤及关节滑膜，但多数系跑跳过多足底肌肉韧带劳损不能维持足弓形态，足弓下陷，关节的背侧顶撞、挤压致伤。可伤及滑膜甚至伤及关节软骨，引发滑膜发炎、肿胀或有积液。跖跗间韧带损伤常因前足跖屈旋后扭伤所致。

【临床表现】 跖跗关节负重时疼痛。检查：损伤关节隙轻度肿胀，压痛，被动背伸挤压痛应为关节损伤；被动跖屈痛应为韧带损伤。

【注射治疗】

1. 药物：复方倍他米松 0.3 ml＋1%～2% 盐酸利多卡因 0.5 ml。吸入注射器备用。

2. 操作：关节滑膜炎时，术者手指触到伤病足背的关节隙，掌根部压前足尽量使关节隙背侧张开，用细针头（5#针头）垂直刺入关节隙注入药物。针头刺入时要避开肌腱。跖跗关节从侧上方进针更容易些。只有韧带损伤时，药物注射到关节边缘韧带在骨的止点处即可（图 10-19-2、图 10-19-3）。

【提示】 治疗期间最好使用足弓支持带维持足弓，以减少关节背侧的挤压刺激。同时可以配合物理治疗。

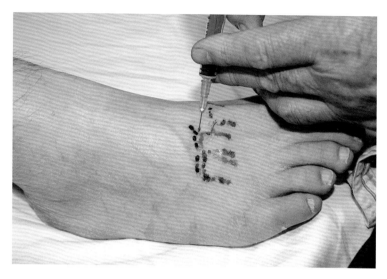

图 10-19-2　跖跗关节注射法

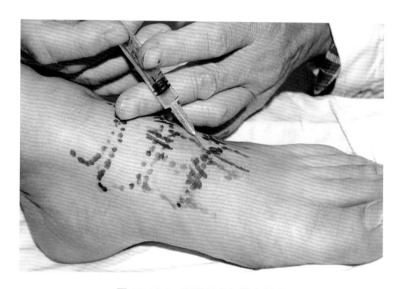

图 10-19-3　跖跗关节韧带注射法

二十、跖骨疲劳性骨膜炎

本病多发生在中长跑运动员和新入伍的战士训练中。

【局部解剖】　足跖骨 5 根近端与跗骨连接，远侧与趾骨连接。各跖骨骨干部有跖间肌附着。跖间肌向前形成腱帽，有屈跖趾关节功能，与伸趾肌腱联合有伸趾间关节功能。

【病因及发病机制】　过多运动骨间肌不断牵扯附着的跖骨引起骨膜及周围的软组织水肿，甚至骨膜受牵扯剥离反应性化骨。另外，长期运动、负重导致足部肌肉、韧带疲劳，跖骨失去支持保护，直接受到应力而发生骨膜反应增生（图 10-20-1）。

【临床表现】　多发生在第二、三跖骨。疼痛，跑跳甚至走路时疼痛。局部骨和两侧软组织可有轻度肿胀。检查：跖骨及两侧软组织压痛、肿胀，可摸到跖骨局部肥大。但跖骨纵轴

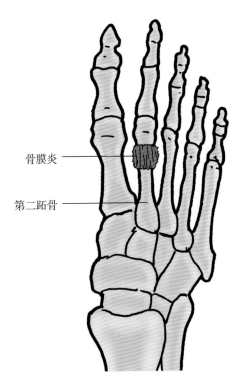

图 10-20-1 跖骨疲劳性骨膜炎病理示意图

压痛（骨折）(－)。X 线检查可见局部骨膜增生。核素检查有浓聚现象。MRI 检查早期可见骨髓水肿。

【注射治疗】

1. 药物：复方倍他米松 0.5 ml＋1%～2%盐酸利多卡因 1.0 ml。吸入注射器备用。

2. 操作：从病患跖骨压痛点的两侧进针直达跖骨骨面，稍退针头即注入药物，两侧各注入一半药物（图 10-20-2）。

【提示】 治疗期间应控制跑跳量，不应过多步行，如行军、长途旅行等。

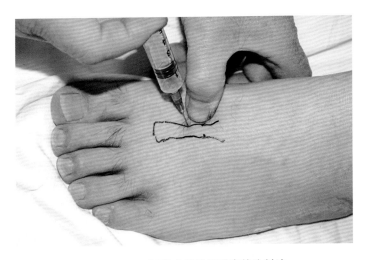

图 10-20-2 跖骨疲劳性骨膜炎的注射法

二十一、足趾下籽骨疼痛症

【**局部解剖**】　第一跖骨头下恒有两个籽骨，是踇内收肌、踇短屈肌的肌止附着点。两个籽骨又是足支撑时的承重点（图 10-21-1）。

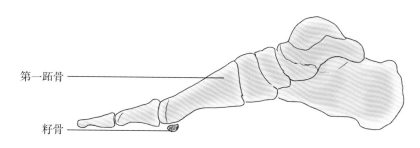

第一跖骨

籽骨

图 10-21-1　足趾下籽骨解剖

【**病因及发病机制**】　症状最常发生在内侧籽骨。发生疼痛机制有二：一是跑跳时籽骨下面触地致急性和慢性挫伤，籽骨下面软组织充血、水肿引起无菌性炎症，或者产生滑囊炎。另一机制是长期运动导致肌附着点发生肌止点末端病病理变化。

【**临床表现**】　前足着地承重疼痛。检查：籽骨下面可有轻度肿胀，籽骨处压痛。如有滑囊可触到囊性滑动物并有压痛。

【**注射治疗**】

1. 药物：复方倍他米松 0.3 ml+1%～2% 盐酸利多卡因 0.5 ml。吸入注射器备用。

2. 操作：在籽骨的正下方或稍侧方（躲开皮肤的胼胝）刺入籽骨的底面或滑囊内，缓慢注入药物（图 10-21-2）。

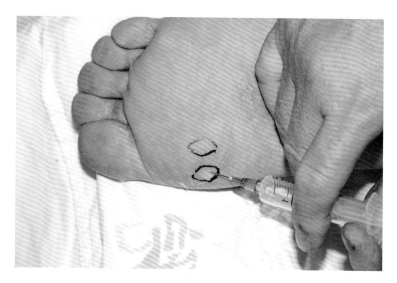

图 10-21-2　足趾下籽骨注射法

【提示】

1. 如急性损伤疼痛、肿胀明显，压痛敏锐，应摄 X 线片除外籽骨骨折。如有籽骨骨折则不能注射以上药物治疗。可使用带孔的鞋垫减少刺激。

2. 急性挫伤有血肿时，应无菌条件下抽出积血后再注入药物。

二十二、足姆囊炎

【局部解剖及发病机制】 第一跖骨头常因姆外翻向内侧突出，加上鞋的摩擦，久之皮下出现滑囊，刺激过多则滑囊发炎出现症状（图 10-22-1 ）。

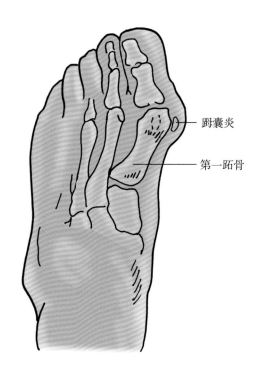

姆囊炎

第一跖骨

图 10-22-1　足姆囊炎病理示意图

【临床表现】 第一跖骨头内侧疼痛，走路等活动时明显。检查：第一跖骨头向内侧突出，发病时局部红、肿、热、压痛。姆外翻时疼痛加重。多合并外翻畸形。

【注射治疗】

1. 药物：复方倍他米松 0.3 ml+1% ～2% 盐酸利多卡因 0.5 ml。吸入注射器备用。

2. 操作：在第一跖骨头内侧压痛点垂直刺入皮下进入滑囊内，注入药物（图 10-22-2 ）。

【提示】 局部注射能取得效果，如有明显的姆外翻畸形往往不持久，容易复发，因此需做姆外翻矫形手术。

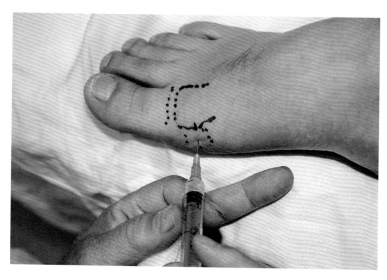

图 10-22-2 足蹞囊炎注射法

二十三、足跖趾关节扭伤

【局部解剖及发病机制】 足跖趾关节容易受到扭伤，尤其第一跖趾（蹞跖趾）关节是重要的关节，扭伤时常致韧带损伤并引起创伤性滑膜炎。由于生活及运动中经常刺激局部不能休息，受伤后经久不愈（图 10-23-1）。

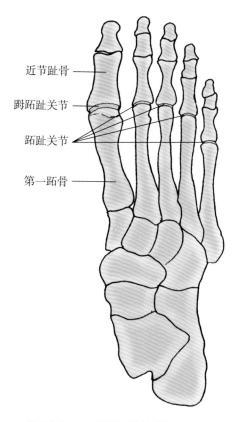

近节趾骨

蹞跖趾关节

跖趾关节

第一跖骨

图 10-23-1 足蹞跖趾关节解剖示意图

【临床表现】 关节肿胀，行走疼痛。检查：关节肿胀、压痛，活动范围受限，尤其背伸受限明显。压痛若在侧方明显，而且向对侧扳疼痛，应视为有侧副韧带损伤。如有侧方松弛开口感为韧带断裂。

【注射治疗】

1. 药物：复方倍他米松 0.3 ml＋1％～2％盐酸利多卡因 0.3 ml。吸入注射器备用。

2. 操作：使跖趾关节轻度屈曲，针头自关节的内上角或外上角（即伸趾肌腱的侧方）进针，斜向关节的中央穿刺，进入关节后缓慢注入药物（图 10-23-2）。如有侧副韧带损伤应于韧带压痛点处注射 0.5 ml 药物（图 10-23-3）。

【提示】 治疗期间可以配合物理治疗，使用黏膏支持带保护，限制关节在一定的活动范围内。侧副韧带断裂不宜在韧带处注射药物，急性期应予固定治疗。

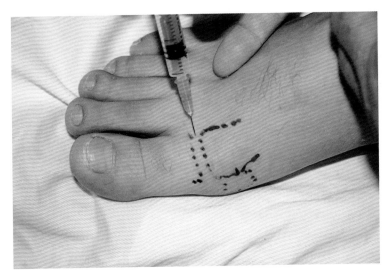

图 10-23-2　足蹬跖趾关节注射法

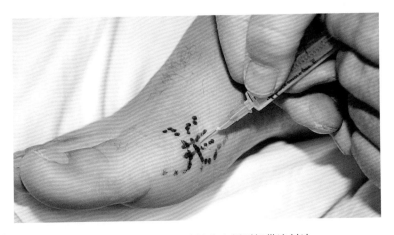

图 10-23-3　足蹬跖趾关节内侧副韧带注射法

二十四、踝关节周围肌腱腱鞘炎

踝关节周围肌腱腱鞘炎（踝周腱鞘炎）是跑跳运动员和体操等运动员常见的慢性损伤。

【局部解剖】 踝关节周围肌腱较多。踝前自内侧到外侧排列有胫前肌腱、踇长伸肌腱、趾长伸肌腱、第三腓骨肌腱；内侧自内踝下向下排列有胫后肌腱、趾长屈肌腱、踇长屈肌腱，三条肌腱由浅在的分裂韧带分别隔开；外侧自外踝下排列有腓骨长、短肌腱。这些肌腱在踝关节周围都有腱鞘包绕。腱鞘所在位置即是上述肌腱在踝关节的拐折处。运动时一方面腱鞘的纤维鞘约束肌腱以防脱位，另一方面腱鞘的内层滑液鞘分泌滑液滑润肌腱使之运行滑利（图 10-24-1～图 10-24-3 ）。

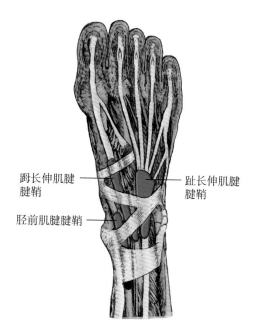

图 10-24-1　踝前侧肌腱腱鞘解剖示意图

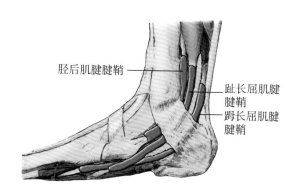

图 10-24-2　踝内侧肌腱腱鞘解剖示意图

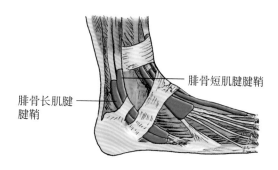

图 10-24-3　踝外侧肌腱腱鞘解剖示意图

（一）胫前肌腱腱鞘炎

胫前肌腱位于踝关节的前内，是伸踝关节的主要肌腱。腱鞘炎主要发生在竞走运动员和或冰雪运动员。

【病因及发病机制】 长期反复踝背伸运动过度使用，肌腱在踝关节背侧腱鞘内摩擦，肌腱腱鞘充血、肿胀，肌腱及腱鞘增生发生炎性反应，甚至狭窄。

【临床表现】 运动中足背伸用力疼痛。检查：胫前肌腱腱鞘处可有轻度肿胀、压痛，肌腱抗阻力踝背伸痛。

【注射治疗】

1. 药物：复方倍他米松 0.5 ml + 1% ~ 2% 盐酸利多卡因 1.5 ~ 2.0 ml。吸入注射器备用。

2. 操作：针头斜面向下，针与肌腱呈 30° 自远端向近端刺入腱鞘（可有突破感）注入药物（图 10-24-4）。

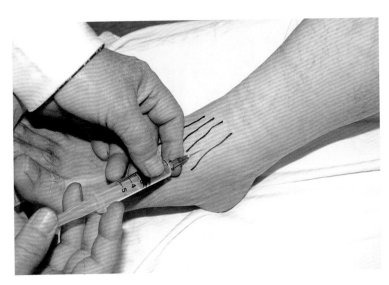

图 10-24-4　胫前肌腱腱鞘内注射法

【提示】

1. 如果找胫前肌腱不明确，可抗阻力下伸踝，足背偏内侧突出最高的肌腱即是胫前肌腱，触摸则压痛明显。

2. 药物注入时应无明显阻力。推药过程中应看到药物顺肌腱方向逐渐隆起。如丘状隆起是药物注射在皮下；如阻力太大说明针头刺到了肌腱内，应将针头稍退出再推药。

3. 如症状不消 10 天左右可重复注射 1 次，每个疗程不超过 3 次。

（二）踇长伸肌腱腱鞘炎

踇长伸肌功能是背伸踇趾末节，并有伸踝的作用。

【病因及发病机制】 踇趾反复背伸引起。

【临床表现】 踇趾主动背伸和被动跖屈疼痛。检查：踝前踇长伸肌腱处压痛，抗阻力伸踇痛。

【注射治疗】

1. 药物：复方倍他米松 0.5 ml+1%~2%盐酸利多卡因 1.0~1.5 ml。吸入注射器备用。

2. 操作：踝前紧贴胫后肌腱外侧即可触到踇长伸肌腱。如无把握可令患者用力伸踇趾则踇长伸肌腱明显突出。针头自远端向近端呈 30°角刺过皮肤、皮下达到肌腱表面（可有突破腱鞘的突破感），即可注入药物（图 10-24-5）。可见药物沿肌腱方向纵行隆起。

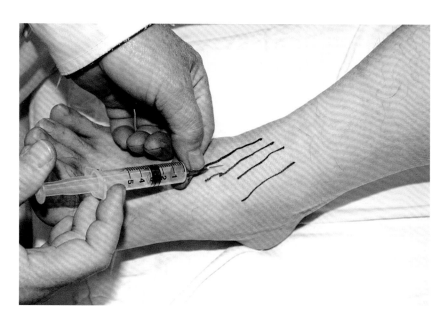

图 10-24-5 踇长伸肌腱腱鞘内注射法

（三）趾长伸肌腱腱鞘炎

趾长伸肌的功能是伸趾，兼有伸踝功能。

【病因及发病机制】 该病发病机制与胫前肌腱腱鞘炎、踇长伸肌腱腱鞘炎类似，长期反复踝趾背伸引起。

【临床表现】 主动伸踝、伸趾踝前痛，被动趾屈曲牵拉痛，抗阻力伸趾痛。压痛点在踝背侧正中的伸趾肌腱上。

【注射治疗】

1. 药物：复方倍他米松 0.5 ml+1%~2%盐酸利多卡因 1.0 ml。吸入注射器备用。

2. 操作：踝背侧正中可触到伸趾肌腱，抗阻力伸趾更为明显，几个伸趾肌腱并排，触之较宽。针头刺过皮下穿过腱鞘达到腱表面即进入了腱鞘，注入药物（图 10-24-6）。

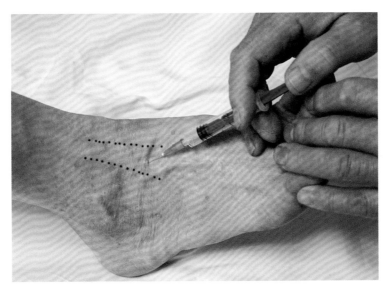

图 10-24-6　趾长伸肌腱腱鞘内注射法

（四）胫后肌腱腱鞘炎

胫后肌的功能是屈踝和使踝内收、内旋。

【病因及发病机制】 跑跳运动员长期反复踝关节用力蹬地跖屈，胫后肌腱在内踝下不断摩擦引起肌腱腱鞘慢性炎症反应，充血、肿胀、增厚。

【临床表现】 跑跳时内踝下疼痛。检查：内踝下胫后肌腱压痛，抗阻力跖屈内翻痛。

【注射治疗】

1. 药物：复方倍他米松 0.5 ml+1%～2% 盐酸利多卡因 1.0～1.5 ml。吸入注射器备用。

2. 操作：内踝下后触到胫后肌腱压痛点，针头斜面向下沿肌腱方向刺过皮肤、皮下，穿过腱鞘达到肌腱表面，即可注射药物（图 10-24-7）。无明显阻力且药物沿肌腱方向隆起推完全部药物，即注射成功。

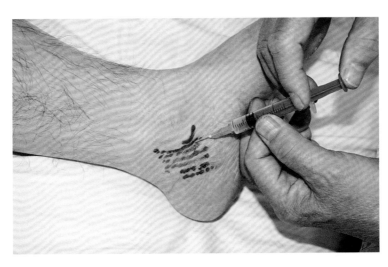

图 10-24-7　胫后肌腱腱鞘内注射法

（五）趾长屈肌腱腱鞘炎

趾长屈肌的功能是屈趾，并有轻度屈踝的作用。

【病因及发病机制】 跑跳运动员长期反复用力踝跖屈趾抓地，慢性劳损致伤。

【临床表现】 跑跳时用力踝跖屈抓地痛。检查：内踝下仅在胫后肌腱下压痛，屈趾抗阻力痛。

【注射治疗】

1. 药物：复方倍他米松 0.5 ml+1%～2%盐酸利多卡因 1.0～1.5 ml。吸入注射器备用。

2. 操作：触到趾长屈肌腱，如不明显令患者用力屈趾则可触到紧张绷起的趾长屈肌腱。针头斜面向下，沿肌腱方向斜行刺过皮肤、皮下，穿过腱鞘达到肌腱表面，即可注入药物（图 10-24-8）。如无明显阻力药物沿肌腱方向隆起，即在腱鞘内。

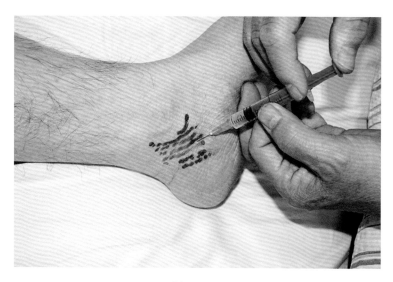

图 10-24-8 趾长屈肌腱腱鞘内注射法

【提示】 趾长屈肌腱下附近有胫后神经血管，应予注意。注射时有放射串麻或回抽有回血，应改变方向再注射。

（六）姆长屈肌腱腱鞘炎

姆长屈肌的功能是使姆趾屈曲及轻度屈踝。

【病因及发病机制】 多发生于跑跳运动员，跑跳时用力后蹬，长期反复劳损致伤。

【临床表现】 跑跳时后蹬用力扒地时疼痛。检查：内踝下姆长屈肌肌腱压痛。姆长屈肌抗阻力疼痛。

【注射治疗】

1.药物：复方倍他米松 0.5 ml + 1% ~ 2% 盐酸利多卡因 1.0~1.5 ml。吸入注射器备用。

2.操作：

① 内踝下在趾长屈肌腱下可触到踇长屈肌腱，踇长屈肌抗阻力下可触到紧张的踇长屈肌腱。针头斜面向下，沿肌腱方向斜行刺过皮肤、皮下、腱鞘到达肌腱表面即可注射药物（图10-24-9）。

② 踇长屈肌腱鞘可延至足底内侧，在足底内侧疼痛、有肌腱炎表现时，可在足底压痛点注射到腱鞘内。

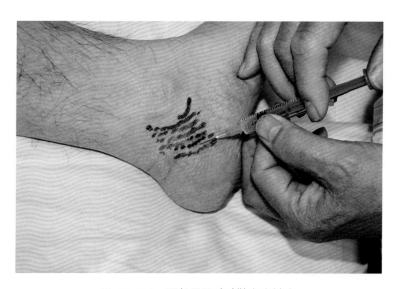

图 10-24-9   踇长屈肌腱腱鞘内注射法

【提示】 内踝下踇长屈肌腱上方附近有胫后神经、血管。注射时有放射串麻或回抽有回血，应改变方向再注射，以免注入神经、血管内。

（七）腓骨肌腱腱鞘炎

腓骨长、短肌的功能是使踝关节外展、外翻，并有屈踝的作用。

【病因及发病机制】 跑跳运动员跑跳时长期反复踝用力跖屈，腓骨肌腱在外踝下腱鞘内反复摩擦引起慢性炎症而出现症状。

【临床表现】 跑跳时用力跖屈外翻时疼痛。检查：外踝下腓骨肌腱处压痛。抗阻力踝外翻痛。

【注射治疗】

1.药物：复方倍他米松 0.5 ml + 1% ~ 2% 盐酸利多卡因 1.5~2.0 ml。吸入注射器备用。

2.操作：外踝下触到腓骨肌腱，抗阻力外翻下触摸肌腱更明显。针头斜面向下，沿肌腱方向斜行刺入皮肤、皮下、腱鞘，达到肌腱表面即可推药（图10-24-10）。可见药物顺肌腱方向隆起，即在腱鞘内。

【提示】 腓骨长肌腱和腓骨短肌腱在外踝下分别各有一腱鞘，因此注射时有时需分别注射。

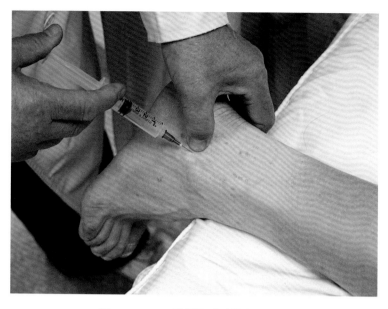

图 10-24-10　腓骨肌腱腱鞘内注射法

二十五、跖骨头下趾屈肌腱腱鞘炎

【局部解剖】　足的趾长屈肌腱行至跖侧，自跖骨头近侧至末节趾骨的基底，此处有腱鞘包绕，活动时跖长屈肌腱与趾短屈肌腱在腱鞘内滑动，跖骨头下有纤维鞘的滑车。跟长屈肌腱在跖骨头底两侧的籽骨间通过（图 10-25-1）。

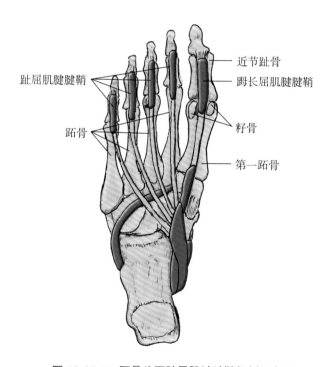

图 10-25-1　跖骨头下趾屈肌腱腱鞘解剖示意图

【病因及发病机制】 常发生在踇长屈肌腱和第二、三、四跖屈肌腱。踇长屈肌腱腱鞘炎的发生可能是运动中踇趾扒地过多劳损所致。第二、三、四跖屈肌腱腱鞘炎除以上机制外，往往是足横弓塌陷承重时长期逐渐撞击引起。

【临床表现】 跖骨头处踏地痛，用力扒地痛。检查：跖骨头下跖屈肌腱压痛，可延伸到近侧趾骨下，抗阻力屈趾痛，过度趾背伸痛。

【注射治疗】

1. 药物：复方倍他米松 0.5 ml＋1％～2％盐酸利多卡因 1.0 ml。吸入注射器备用。

2. 操作：患者俯卧，趾轻度背伸，针头自近节趾骨正中跖侧向近端斜行刺入，过皮下、腱鞘即达腱鞘内，缓慢注入药物（图 10-25-2、图 10-25-3）。

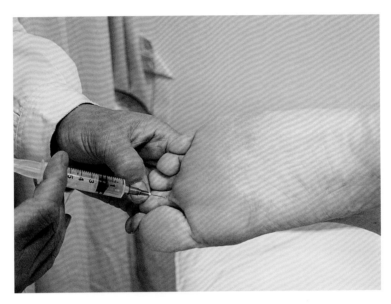

图 10-25-2　跖骨头下趾屈肌腱腱鞘内注射法

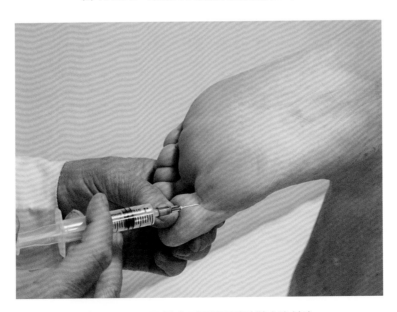

图 10-25-3　跖骨头下踇屈肌腱腱鞘内注射法

【提示】

1. 推药时应阻力不大，患者及医者能感到药物纵行条状隆起即为正确。如为丘状隆起，则药物没有注入腱鞘内，仅在皮下，效果差。若推药时阻力大可能针头刺入了肌腱内，无效且有副作用，疼痛，且易引起肌腱变性。

2. 如检查时压痛点不限于肌腱，而广泛在跖骨头，而且抗阻力屈趾痛不明显，可能是跖痛症，腱鞘内注射效果差。需广泛注射跖骨头下的压痛点。

3. 必要时需摄 X 线片除外跖骨头坏死。

二十六、踝管卡压综合征

【局部解剖】　胫后神经于内踝后下在趾长屈肌腱和姆长屈肌腱之间走行，此处为踝管，由表面的分裂韧带和深面的骨性组织构成。胫后神经从分裂韧带下裂孔（踝管出口）钻出，分成三支，支配全足底感觉和足底的肌肉运动（图 10-26-1）。

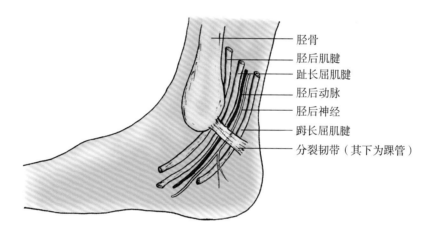

图 10-26-1　踝管与胫后神经解剖示意图

【病因及发病机制】　任何原因引起踝管狭窄或神经周围炎症、水肿皆可刺激压迫神经，如肌腱腱鞘炎、囊肿、跟距骨桥、骨折畸形增生。此处病变引起的症状谓之踝管综合征。

【临床表现】　神经所支配的区域麻木、疼痛。夜间加重，有时向小腿后部放射，活动开减轻。检查：神经支配的区域感觉异常，包括足底及足跟部，说明卡压在内踝后下分裂韧带下踝管处。病变处 Tinel 征（＋）。如有囊肿或骨性异常可以触及。止血带试验麻木加重。肌电图检查和 MRI 检查有帮助。

【注射治疗】

1. 药物：复方倍他米松 0.5 ml＋1%～2％盐酸利多卡因 1.5～2.0 ml。吸入注射器备用。

2. 操作：于内踝下后趾长屈肌腱和姆长屈肌腱之间找到压痛串麻点，针头自远端向近端斜行刺入，通过皮肤、皮下，再穿过分裂韧带（常有手感），如有串麻，针稍退后，回抽无血即可推药物（图 10-26-2）。

【提示】　如有囊肿应刺破囊肿再注入药物。有骨性异常效果差。药物不要注射到神经内，否则将引起很长时间的疼痛，而且会促使神经变性。所以当针刺有串麻时应稍退针头躲开神经。顽固性疼痛的病例保守治疗无效应手术松解治疗。

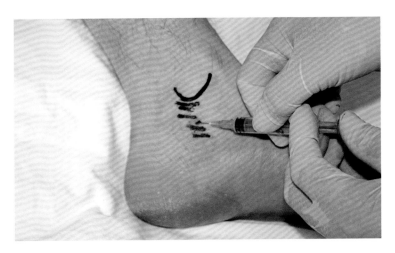

图 10-26-2　踝管注射法

二十七、跖管卡压综合征（远侧踝管综合征）

【局部解剖】 胫神经出踝管后除一支支配足跟底的皮肤感觉外，另两支向前经由踇展肌下穿出分为跖内侧神经和跖外侧神经，分别支配足底前 2/3 的内、外侧感觉及足底的肌肉运动（图 10-27-1）。

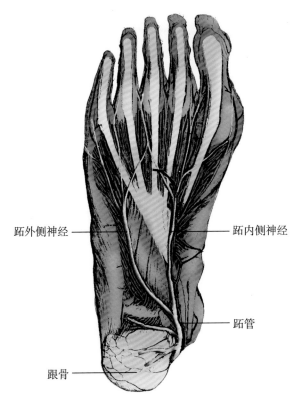

跖外侧神经　　　　　　　　　　跖内侧神经

跖管

跟骨

图 10-27-1　跖管解剖示意图

【病因及发病机制】 跟展肌纤维增粗或者肌肉畸形，或通过的管内有炎症或占位病变（如囊肿），刺激、压迫神经产生症状。

【临床表现】 足底麻木或疼痛。检查：感觉异常仅限于足底的前 2/3，而足跟部正常。跟展肌处 Tinel 征（ + ）。

【注射治疗】

1. 药物：复方倍他米松 0.5 ml + 1% ~ 2% 盐酸利多卡因 1.5~2.5 ml。吸入注射器备用。

2. 操作：在跟骨之前、足的内下找到串麻点，针头自下向上刺达骨面稍退后注入药物（图 10-27-2）。

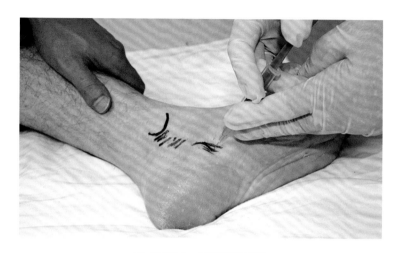

图 10-27-2 足跗管注射法

二十八、Morton 病（跖间神经瘤）

【局部解剖】 趾神经于跖骨头处分两支分别进入两足趾的侧面，司趾的感觉。趾神经由跖内、外侧神经而来。内、外侧两支在第三、四跖骨头处为吻合支。此处为 Morton 病易发部位（图 10-28-1）。

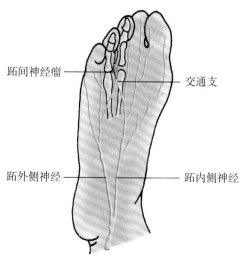

图 10-28-1 Morton 病病理示意图

【病因及发病机制】　可能是跖骨头挤压引起神经周围肿胀、炎症，滑囊炎刺激趾神经和影响神经的血供导致神经变性引发症状。

【临床表现】　跖骨头部灼痛并向足趾放射，足趾感觉异常。久之足趾痛觉下降、麻木。行走、跑跳时加重。最常发生在第三、四跖间。检查：跖骨头间的背侧和跖侧压痛并向足趾放射，横向挤压痛。所患趾间皮肤感觉迟钝。

【注射治疗】

1. 药物：复方倍他米松 0.5 ml＋1%～2% 盐酸利多卡因 1.0 ml。吸入注射器备用。

2. 操作：在压痛点跖间的背侧垂直进针，在跖骨头间稍偏跖侧注入药物（图 10-28-2）。

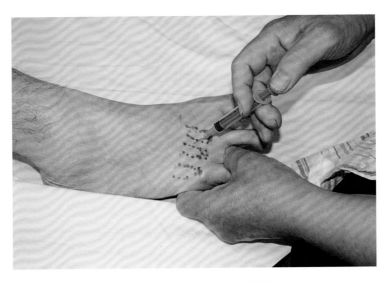

图 10-28-2　Morton 病注射法

【提示】　部分患者局部注射有效。大部分患者最终需手术治疗。

附录1　肌肉伤痛的诊治原则

肌肉（躯干前后的肌肉、四肢的肌肉）是身体活动的动力，运动过程中难免引起伤痛。在体育运动中则会影响训练和比赛。肌肉伤痛可以分为两大类。

一、肌肉筋膜炎

【病因及发病机制】 长时间使用过劳；长久的不良姿势；急性创伤未及时治愈遗留成为慢性伤痛。

【临床表现】 运动时疼痛，甚至静止时也有疼痛或不适。检查局部压痛，罹患肌肉牵拉疼痛、抗阻痛。

【注射治疗】

1. 药物：视疼痛点大小，复方倍他米松 0.5~1.0 ml+1% 盐酸利多卡因 5 ml。吸入注射器备用。

2. 操作：确定压痛点，局部充分消毒。术者一拇指消毒，再次确认压痛点。针头刺入达到肌筋膜深度，回抽无回血，药物缓慢注入。2 周后可重复注射。一疗程可注射 3 次。

【提示】可以配合理疗、按摩。

二、急性损伤

（一）拉伤、撞击伤、部分肌纤维断裂

【临床表现】 疼痛，不能用力。可能有肿胀，压痛明显。撞击伤可能出现血肿。牵拉痛，抗阻疼痛明显，但无明显凹陷。

【治疗】有血肿应抽出，即刻加压包扎 24 小时；拉长固定。

【注射治疗】

1. 药物：复方倍他米松 0.5~1.0 ml+1% 盐酸利多卡因 5 ml。吸入注射器备用。

2. 操作：确定压痛点，局部充分消毒。术者一拇指消毒，再次确认压痛点。针头刺入伤处回抽无血，药物缓慢注入。2 周后可重复注射。

【提示】 有血肿应抽出，即刻加压包扎 24 小时；拉长固定。

（二）肌肉大部分断裂或完全断裂

【临床表现】 疼痛明显。检查：肿胀，压痛，有明显凹陷。

【治疗】 应尽早手术缝合。不宜注射治疗。

附录 2   痛风性关节炎

痛风是体内嘌呤代谢紊乱和尿酸排泄障碍所致的疾患，在关节可引起痛风性关节炎。痛风性关节炎可发生在任何关节，以踇跖趾关节最为常发，次之为膝关节、踝关节和肘关节、腕关节、跗骨关节、手关节等。髋关节、骶髂关节、肩关节、脊柱等较为少见。中老年男性更易罹患。

【病因及发病机制】 高尿酸血症引起尿酸盐结晶沉积于关节的软骨、滑膜内或关节周围。某些原因，如高嘌呤饮食、食入过饱、肥胖、饥饿、酗酒、过劳、外伤、手术等刺激使尿酸盐结晶脱落引发关节炎症反应或于关节附近形成痛风结节。

【临床表现】 典型的急性痛风性关节炎起病急，常无先兆突然起病，常在 24 小时内达到高峰。疼痛剧烈难忍如刀割咬噬样剧痛，肢体微动则疼痛剧烈。少数患者发病前有疲乏、全身不适或关节局部不适，或有头痛、低热。检查：关节及周围软组织表现为急性炎症，红、肿、热，压痛明显，活动受限。白细胞升高、红细胞沉降率加快等。抽出关节液为黄色，少数可见尿酸盐结晶。

【注射治疗】 关节内注射。药物：复方倍他米松，视关节大小决定剂量，大关节可用 1~2 ml，小关节 0.25~0.5 ml+ 适量的 1%~2%盐酸利多卡因。痛风结节内也可以注射。

【提示】

1. 注射药物前要抽出关节液才能解除疼痛症状。

2. 急性期疼痛严重，要配合对症止痛药物，可口服秋水仙碱 0.5 mg，1 小时 1 次；或 1 mg，2 小时 1 次。直至疼痛症状缓解或出现副作用，如恶心、腹痛等应停止服药。也可静脉注射，1~2 mg 溶于 20 ml 生理盐水中 5~10 分钟内缓缓静脉注入。秋水仙碱毒副作用较大，可先选用口服非甾体抗炎药物（NSAIDs），如双氯芬酸（扶他林）、布洛芬、吲哚美辛（消炎痛）等也有很好的止痛作用。

3. 本病应与反应性关节炎、风湿性关节炎、类风湿关节炎相鉴别。

参考文献

1. 曲绵域, 于长隆. 实用运动医学. 4版. 北京: 北京大学医学出版社, 2003.
2. SLEVEN D, WALDMAN, M J D. Atlas of Pain Management Injection Techniques. 3rd ed. Saunders, 2012.
3. 石崇俭. 疼痛·阻滞与解剖彩色图谱. 北京: 人民卫生出版社, 2006.
4. 王正义. 足踝外科学. 北京: 人民卫生出版社, 2006.
5. 凌沛学. 透明质酸. 北京: 中国轻工业出版社, 2000.